眼科医が考案

1日3分あそぶだけ！

子どもの目が ぐんぐんよくなる トレーニング ゲーム

監修 本部千博 Honbe Kazuhiro

PHP

はじめに

眼筋を鍛えるあそびで、視力低下の**9割以上**が**回復**できる！

　最近は、園児や小学生がメガネをかけている姿がめずらしくありませんよね。

　日本の子どもたちの視力は、確実に低下しつつあります。

　視力低下の主な原因は、近年のポータブルゲーム機の普及や学習スタイルの変化などが考えられます。

　近いところや同じ方向、また特定の部分ばかりを見ていると、画像のピントを合わせる**目のレンズ（水晶体）を動かす毛様体筋（眼筋）がかたくなって収縮しにくくなり、ピントが合わせづらく**なっていきます。

　これを「仮性近視」と言います。

視力低下した子どものほとんどがこの「仮性近視」と言われているんです。

　　じつは「仮性近視」は、眼筋を鍛えて動かすことで、回復することがわかっています！

　　本書では、めいろ・まちがい探し・さがし絵などをゲーム感覚で楽しみながら、ポータブルゲーム機や学習などで凝ってしまった眼筋の柔軟性を取り戻し、視力回復をめざす実用書です。

　　視力が戻ると体調もよくなり、やる気も出ます！さあ、親子で一緒に眼筋をきたえるゲームにチャレンジしてみましょう。

眼科医　本部千博

眼科医が考案
1日3分あそぶだけ！
子どもの目がぐんぐんよくなる
トレーニングゲーム

子どもの目がぐんぐんよくなる
トレーニングゲーム

(コラム)

64 紙コップけん玉で視力回復！

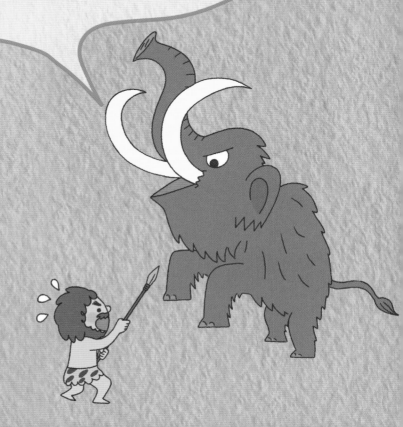

目がぐんぐんよくなる
トレーニングゲームで

子どもの
視力は
回復する！

視力低下や近視になる年齢が どんどん下がっている

当たり前に している けれど

目に負担をかけているのはコレ！

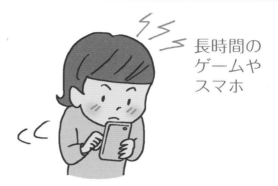

長時間の ゲームや スマホ

裸眼視力1.0未満の 子どもの割合

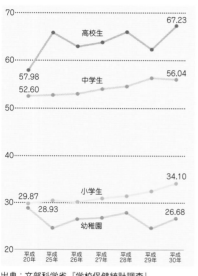

高校生 67.23
57.98 56.04
52.60 中学生
小学生 34.10
29.87
28.93 幼稚園 26.68

平成20年　平成25年　平成26年　平成27年　平成28年　平成29年　平成30年

出典：文部科学省『学校保健統計調査』

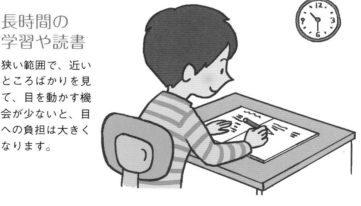

長時間の 学習や読書

狭い範囲で、近い ところばかりを見 て、目を動かす機 会が少ないと、目 への負担は大きく なります。

狭い範囲を長時間見続けると 「近視」になりやすい

　日本が世界有数の「近視大国」であるこ とを知っていますか？　まじめで勤勉な性 格や、狭小な住宅事情などが、その要因で はないかと考えられています。

　近年は特に、幼稚園や保育園、小学校低 学年のうちから視力が低下する、「近視の 若年化」が深刻になっています。

　その原因のひとつと言われているのが、

ポータブルゲームなどのやりすぎです。

　長時間、狭い範囲のものを見続けると、 目は緊張してとても疲れてしまいます。そ して、視野が狭くなると「近視」になりや すくなるのです。これは、勉強や読書にも 同じことが言えるのですが、いずれにして も「やりすぎ」はよくありません。

　そのほか、「姿勢の悪さ」も一因です。 寝転がってゲームする、勉強のときの姿勢 が崩れているなど、視線のバランスが悪く なると、目に負担をかけることになります。

目が疲れ、近視になると…

目だけの話じゃない！

ものにぶつかることが増えたり、ものを見るときに目を細めるようになったりしたら、視力が下がっているかもしれません。

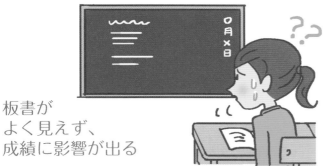

板書が
よく見えず、
成績に影響が出る

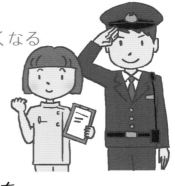

将来、
就きにくくなる
職業も…

めまいや
頭痛が
起きやすくなる

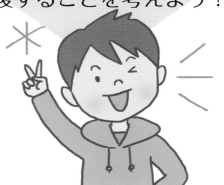

メガネやコンタクトレンズを
使う前に、
トレーニングで
回復することを考えよう！

スポーツや
習い事が
伸び悩む

楽しくトレーニングすれば
視力低下の防止に効果アリ

　視力の低下や近視は、学習やスポーツ、習い事にも大きな影響を与えます。

　黒板や教科書の文字が見えにくくなったり、目が疲れるので先生の話を集中して聞くことができなかったりと、学習効率が低下してしまいます。また、球技をはじめとしたスポーツや習い事も、うまくできなくなって伸び悩み、さらには、めまいや頭痛などの症状が現れることもあるのです。

　お子さんの視力が落ちてきたなと感じたら、近視になってしまう前に、本書の「目がよくなるトレーニングゲーム」を繰り返し行なうことで、視力の低下を防止・改善し、目の健康を取り戻してください。

　子どもは大人に比べて、病気などを治すために人間に本来備わっている「自然治癒力」が高いため、早く始めれば始めるほど効果的です。視力低下や目の疲れを感じたら、すぐに取り組んでみてください。

目のしくみを知って レッツ！トレーニング！

ものが見えるしくみ

人の目の場合

外から入ってきた光が、まず角膜で70％、水晶体で30％屈折し、網膜に焦点を合わせて、像を結びます。目は、この一連の動作を、常に瞬時に行なっています。

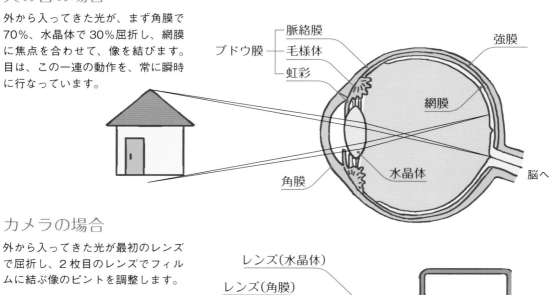

カメラの場合

外から入ってきた光が最初のレンズで屈折し、2枚目のレンズでフィルムに結ぶ像のピントを調整します。

目のまわりの筋肉を鍛えて「目の運動不足」を解消！

「目がぐんぐんよくなるトレーニングゲーム」を効果的に行なうために、目のしくみを知っておきましょう。

　人がものを見るしくみは、カメラに似ています。外から目に入ってきた光は、最初に角膜で大きく内側に屈折します。次に瞳孔を通り、最後に水晶体を通って、もう一度屈折することで、網膜に届いて像を映し出します。その像の情報が脳に伝えられ、脳が何を見たかを判断し、「そのものが見えた」と認識します。

　像を映し出すにはピント調節が必要ですが、カメラのレンズにあたる水晶体を調節してピントを合わせているのが、毛様体にある「毛様体筋」。遠くにピントを合わせるときは水晶体が薄くなるように、反対に、近くにピントを合わせるときは水晶体が厚くなるように、毛様体筋で調節します。

　ポータブルゲームやスマホ、マンガや教

仮性近視になると…

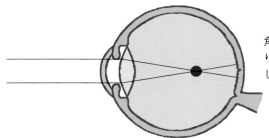

角膜と水晶体の屈折率が高くなり、網膜の手前でピントが合ってしまい、像がぼやけてしまいます。

ゲームで遊びながら、視力を回復しよう！

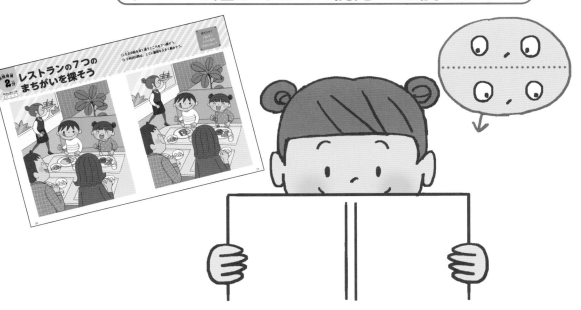

科書などを近くで見続けていると、毛様体はずっと緊張にさらされます。すると、毛様体の血管が収縮して血流が悪化。毛様体筋のはたらきが低下してピントが合わせづらくなり、視力の低下につながります。

　目のまわりにある筋肉は、毛様体筋だけではありません。眼球を支えている大きな筋肉「外眼筋（眼球移動筋）」がバランスをとりながら動くことで、目を自由自在に動かしています。この外眼筋も、近くばかり見ることで眼球の動きが少なくなると、

「運動不足」になってしまいます。すると、やはり血流の悪化を招き、視力の低下につながってしまうのです。

　視力の低下を防ぐには、日頃から眼球をしっかり動かし、毛様体筋や外眼筋の「運動不足」を解消し、鍛えることが大切。目だって「筋トレ」が必要というわけです。「大変そう」「キツイのでは？」と不安になるかもしれませんが、実は、まちがい探しやめいろ、あみだくじなどで、楽しく、遊びながら鍛えることができます。

視力を回復するゲームに挑戦！

ゲームをするときは、正しい姿勢で！

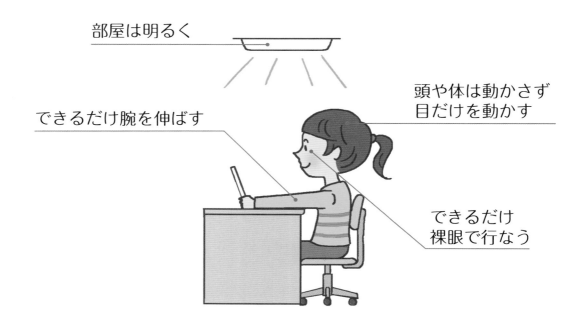

部屋は明るく

頭や体は動かさず
目だけを動かす

できるだけ腕を伸ばす

できるだけ
裸眼で行なう

本書の基本ルール

　本書では「まちがい探し」「めいろ」「さがしてみよう！」「りんかくなぞり」「文字・かたち追いかけ」「あみだくじ」の６種類のゲームを紹介しています。

　楽しみながら目のまわりの筋肉を鍛えることで血流がアップし、目に酸素や栄養分が充分に行き渡り、目のはたらきがよくなります。

　目を効率よくトレーニングするために、すべてのゲームに共通する次の点に注意しましょう。

裸眼で行ないましょう

　メガネやコンタクトレンズを着けていない状態（裸眼）で行ないます。ただし、あまりに見えにくい場合は、矯正視力で行なっても構いません。

正しい姿勢で行ないましょう

　絵の中心が鼻の頭の位置にくるように、左右の位置を調整します。そのうえで、頭や体は動かさず、目だけを動かします。

毎日行ないましょう

　トレーニングゲームは、朝昼晩、いつ行なっても効果的ですが、特に毎晩、就寝前に行なうのがオススメ。

　ただし、効果にはどうしても個人差が生じますので、すぐに効果を感じなかったとしても、毎日繰り返して行なうことが、視力の低下予防と回復の秘訣です。

本書のゲームをより効果的にするために

まちがいを探そう
（16～29ページ）

● 左と右の絵で違うところを探すゲーム。左の目、右の目、それぞれ1回ずつで1セットです。

● 右の絵と左の絵を交互に見ることに加え、まちがいを探すためにそれぞれの絵をすみずみまで見るので、目の筋肉が鍛えられます。

● 目から送られた情報を処理する脳にも、よい刺激を与えるゲームです。

● まちがいの場所をある程度おぼえている2回目以降は、眼球を大きく動かすことを意識して行なうとよいでしょう。

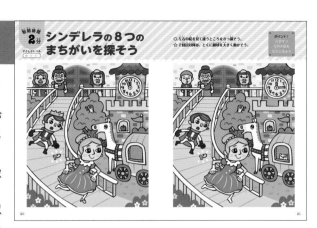

めいろ
（30～41ページ）

● 行き止まりになってしまわないように、スタートからゴールまでの道のりを片方の目で追うゲーム。左の目、右の目、それぞれ1回ずつで1セットです。

● 道を探しながら、目を上下左右に動かすことで、目と脳の両方を鍛えることができます。

● 道を追うだけでなく、目の動きを意識して行なうと、さらに効果的です。

● ゴールまでの道のりが複雑な迷路になるほど、眼球を動かす時間も、脳をはたらかせる時間も長くなり、血流もアップします。

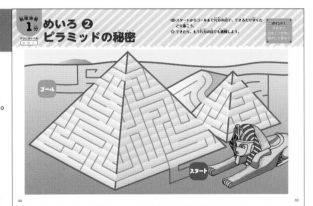

みつけた！
（42～51ページ）

● 1枚の絵の中から、指定されたキャラクターや図形、特定の文字などを探し出すゲームです。

● 目を動かして、絵のすみずみまで見ましょう。

● 指定されたものの細かい部分まで見分けたり、絵の中に紛れている文字を探したりすることで、目の筋肉が鍛えられ、血流がアップします。

● 2回目以降は、制限時間を短くして挑戦してみましょう。

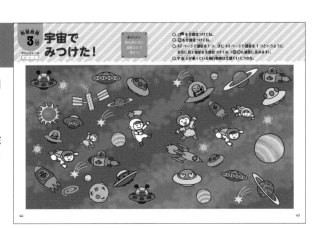

りんかくなぞり
(52〜55ページ)

- ●図形やシルエットなどの輪郭を、点線に従って片方の目でなぞっていくゲーム。左の目、右の目、それぞれ1回ずつで1セットです。
- ●ただなんとなくものを見るのと違い、意識してさまざまな方向に目を動かすので、目の筋肉のストレッチになり、筋肉がもともと持っている柔軟性を取り戻すことに役立ちます。
- ●脳に刺激を与えることもできるので、視野（目を動かさないで見ることができる範囲）が広がり、視力を回復しやすくなります。

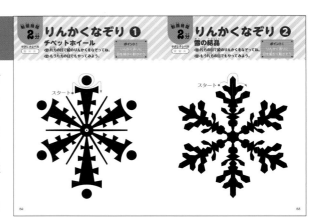

文字・かたち追いかけ
(56〜59ページ)

- ●目を上下左右に動かしながら、数字を大きい順／小さい順に追ったり、文字を五十音順に追ったり、かたちを見分けてかぞえたりすることで、目の筋肉と脳を一緒に鍛えるゲームです。
- ●左の目、右の目、それぞれ1回ずつで1セットです。
- ●ひらがなやアルファベットは似たような文字が多く、認識するのに時間がかかるため、目も脳も鍛えられます。

あみだくじ
(60〜63ページ)

- ●あみだくじを片目でたどりながら、当たりに行き着くゲームです。
- ●左の目、右の目、それぞれ1回ずつで1セットです。
- ●くじをたどりながら、目を上下左右に動かすことで、目と脳の両方を鍛えることができます。
- ●あみだくじの線を追うだけでなく、目の動きを意識して行なうと、さらに効果的です。
- ●あみだくじが複雑になるほど、眼球を動かす時間も脳をはたらかせる時間も長くなり、血流もアップします。

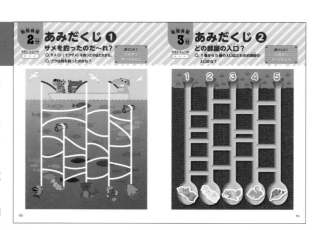

子どもの目がぐんぐんよくなるトレーニングゲーム

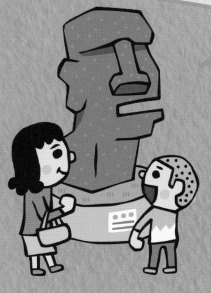

レストランの７つの まちがいを探そう
さ が

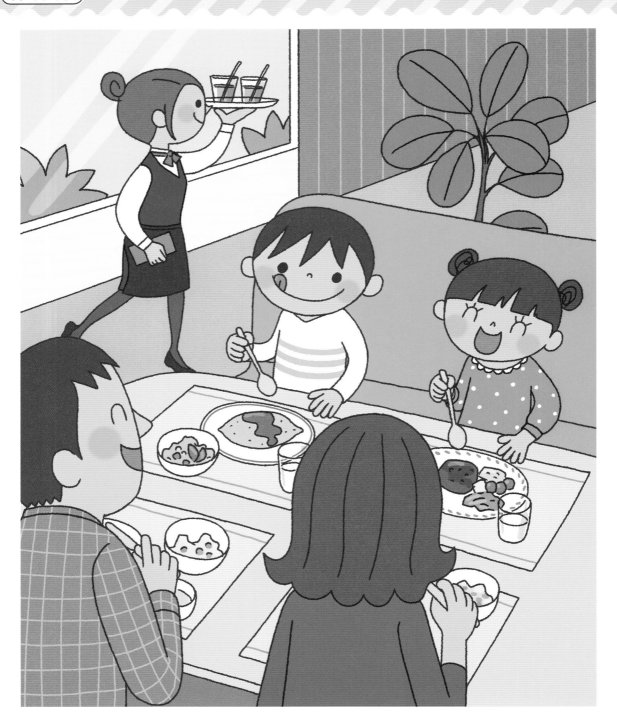

ポイント！
片目ずつ
左右の絵を
交互に見よう

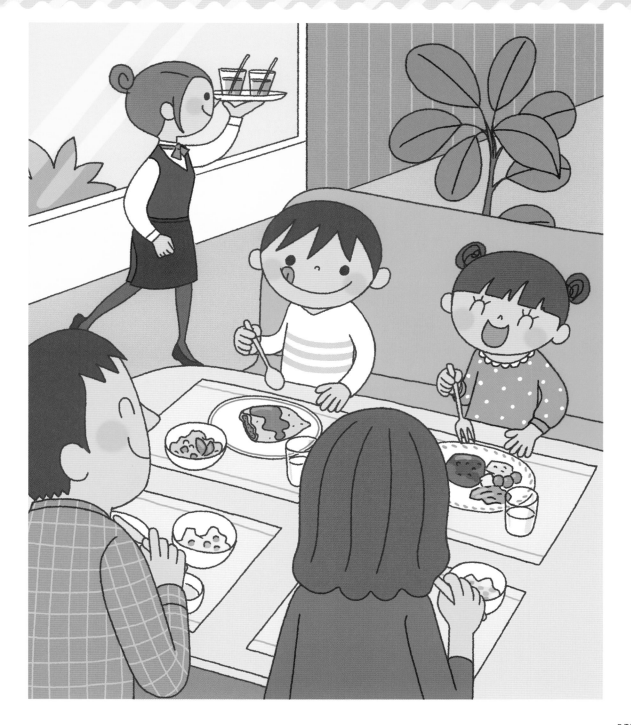

17

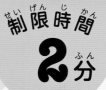

原始時代の７つの
まちがいを探そう

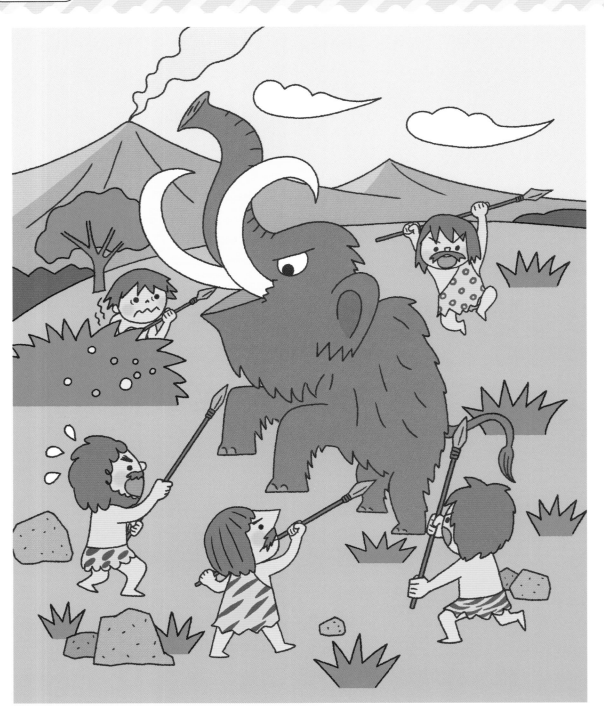

左右の絵を見て違うところを7つ探そう。

☆ 2回目以降は、とくに眼球を大きく動かそう。

ポイント！
片目ずつ
左右の絵を
交互に見よう

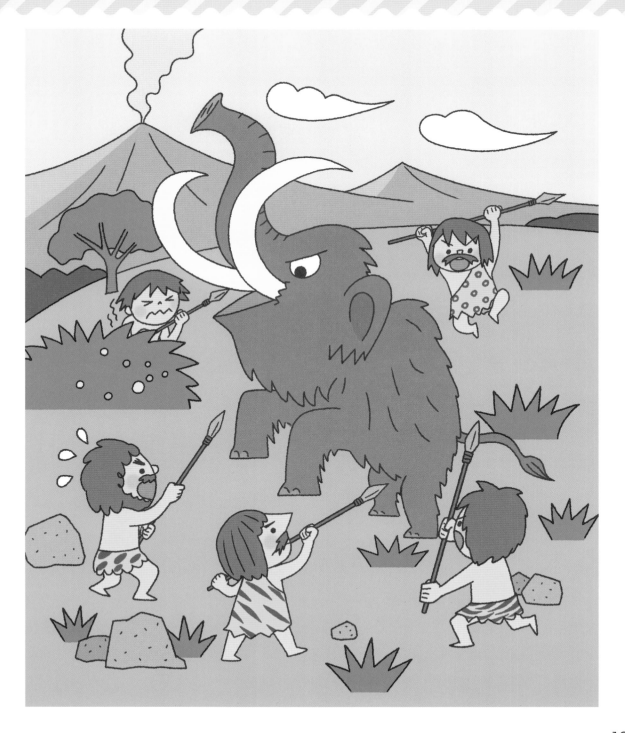

19

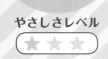

制限時間
2分

やさしさレベル
★ ★ ★

シンデレラの8つの
まちがいを探そう

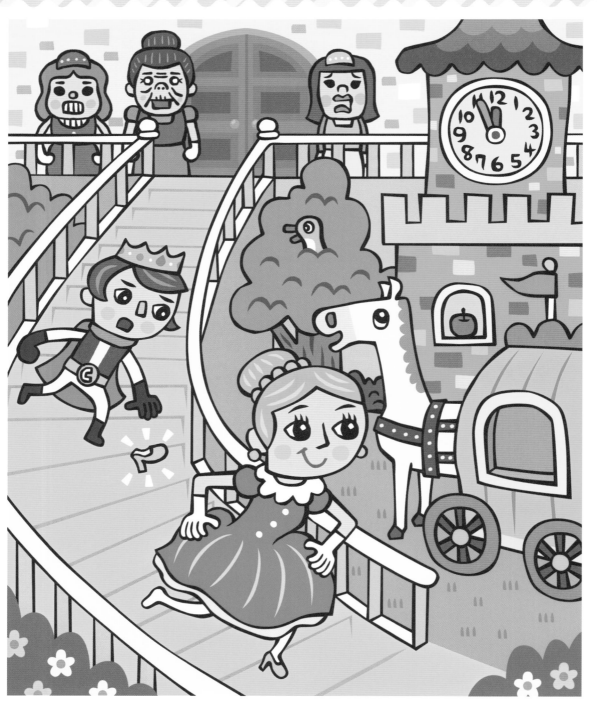

Q. 左右の絵を見て違うところを8つ探そう。

☆ 2回目以降は、とくに眼球を大きく動かそう。

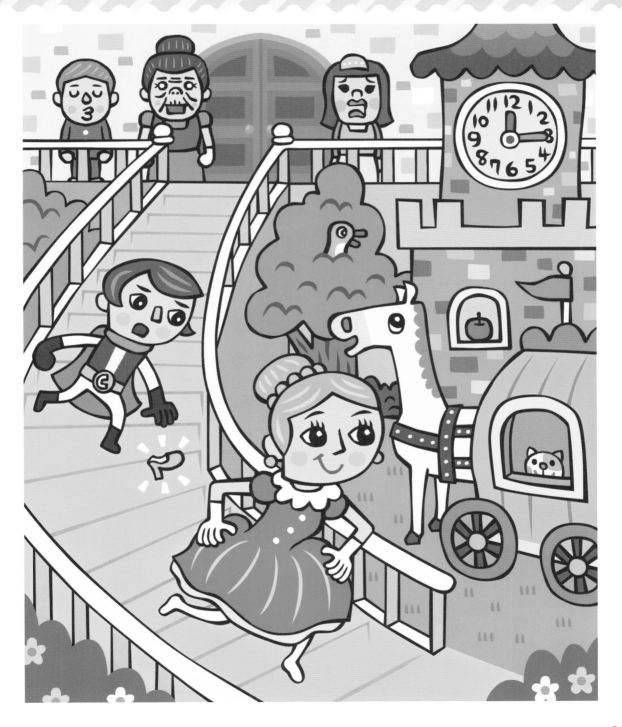

サーカスの8つの
まちがいを探そう
さが

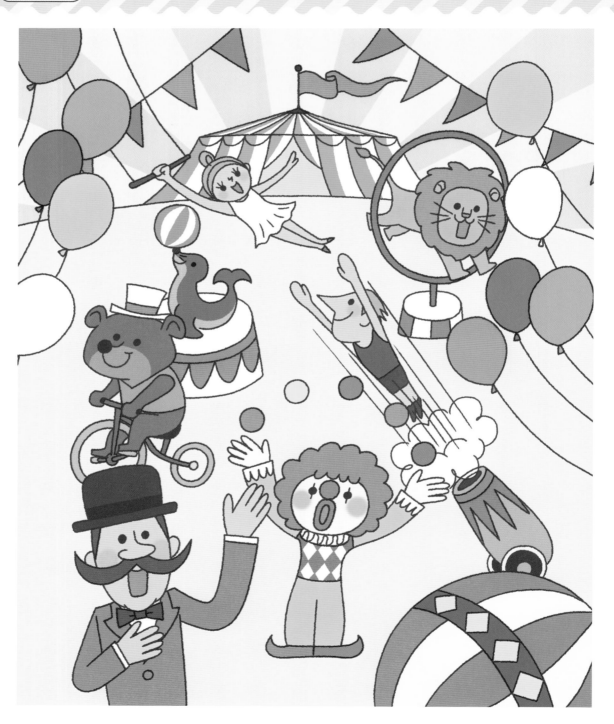

Q 左右の絵を見て違うところを8つ探そう。

☆ 2回目以降は、とくに眼球を大きく動かそう。

ポイント！
左右の絵を
すみずみまで
よく見くらべよう

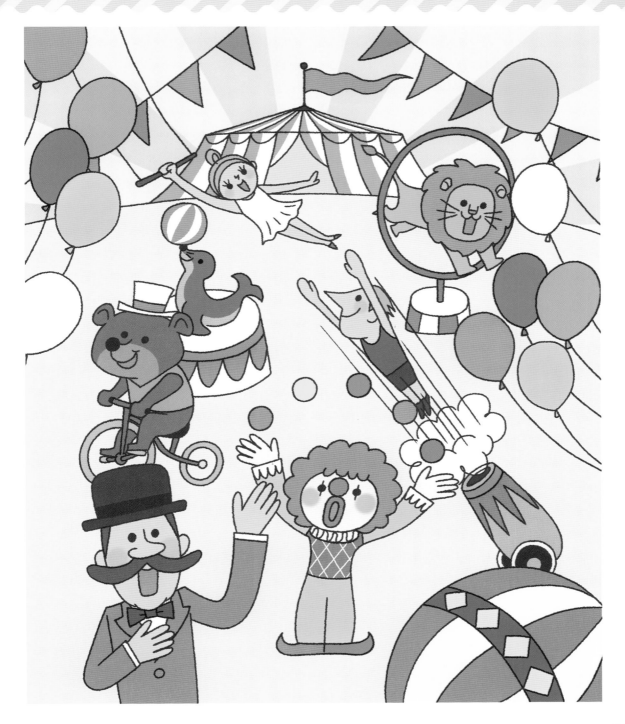

パン屋さんの10この まちがいを探そう

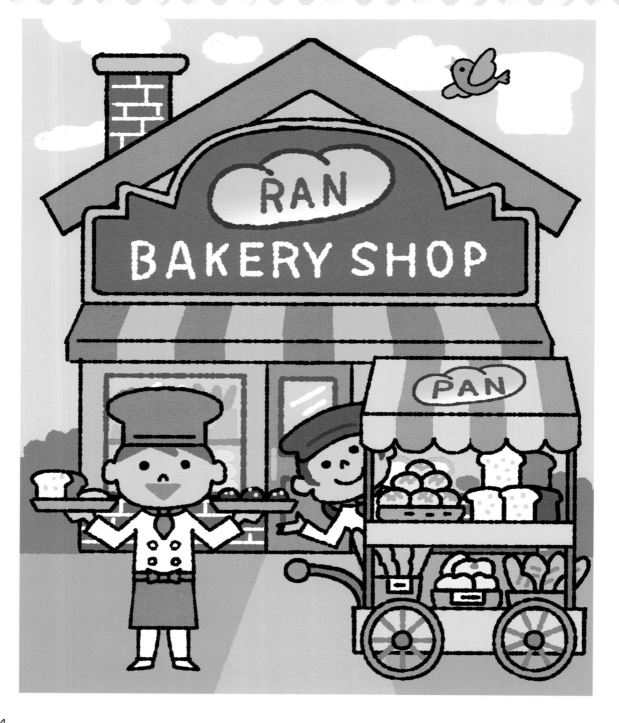

Q 左右の絵を見て違うところを 10こ探そう。

☆ 2回目以降は、とくに眼球を大きく動かそう。

ポイント！
左右の絵を
すみずみまで
よく見くらべよう

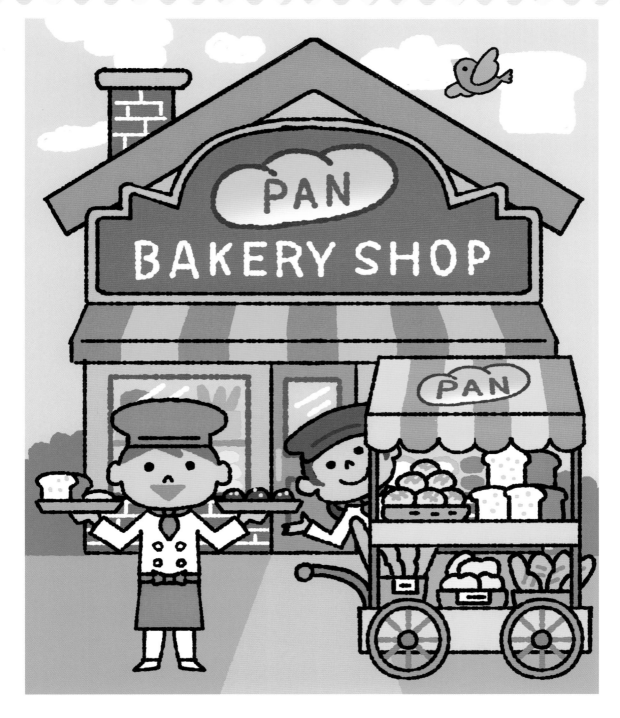

25

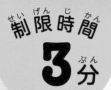
博物館の10この まちがいを探そう

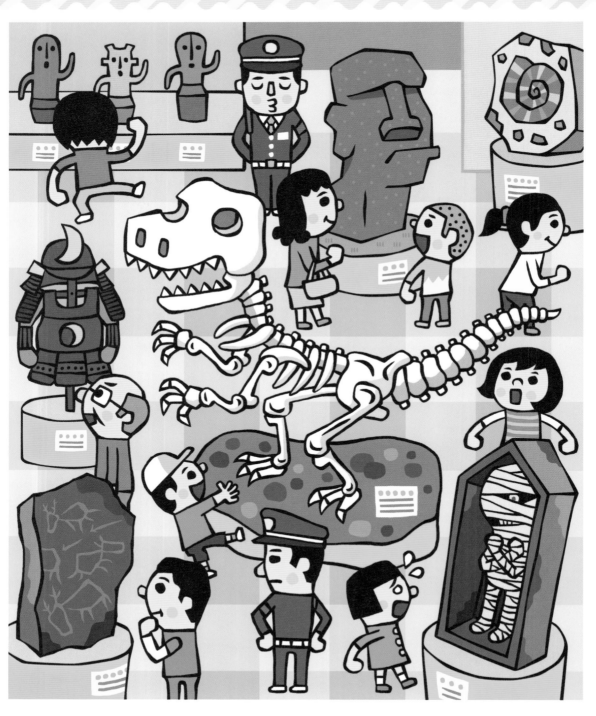

Q 左右の絵を見て違うところを 10 こ探そう。

☆ 2回目以降は、とくに眼球を大きく動かそう。

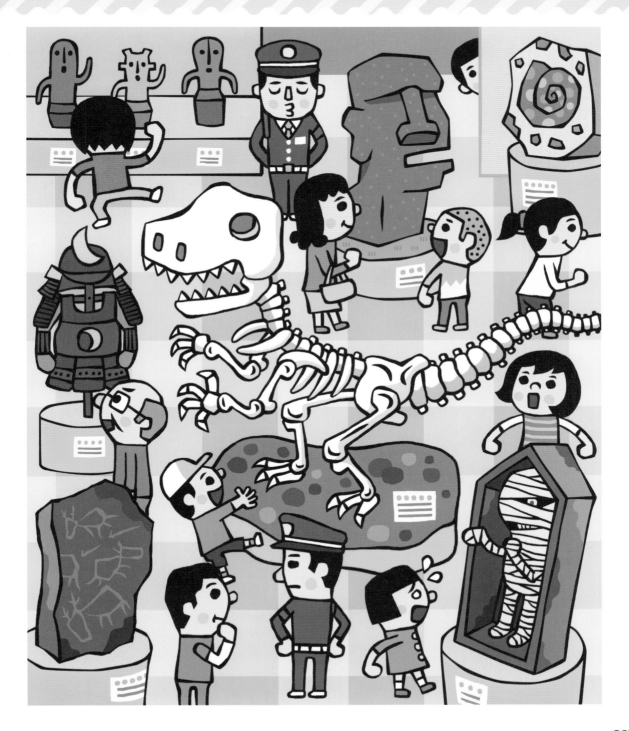

ポイント！
目を動かして
いることを
意識しよう

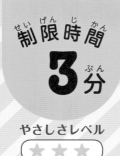

江戸の町の 12この まちがいを探そう

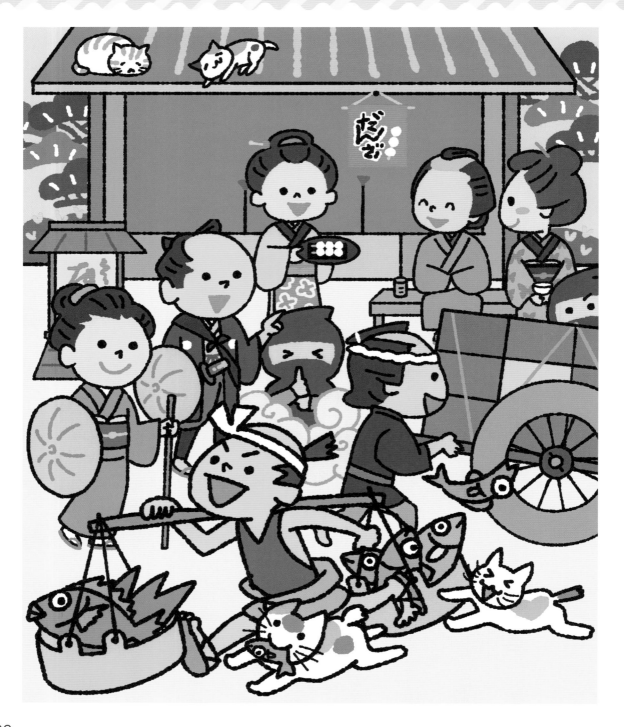

Q 左右の絵を見て違うところを 12 こ探そう。
☆ 2回目以降は、とくに眼球を大きく動かそう。

ポイント！
目を動かして
いることを
意識しよう

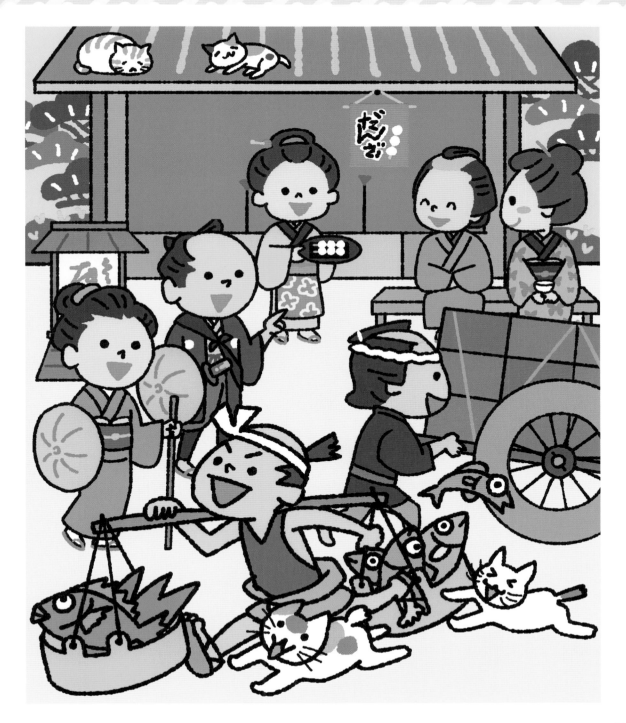

29

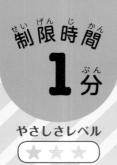
めいろ ❶
現場へ急げ！

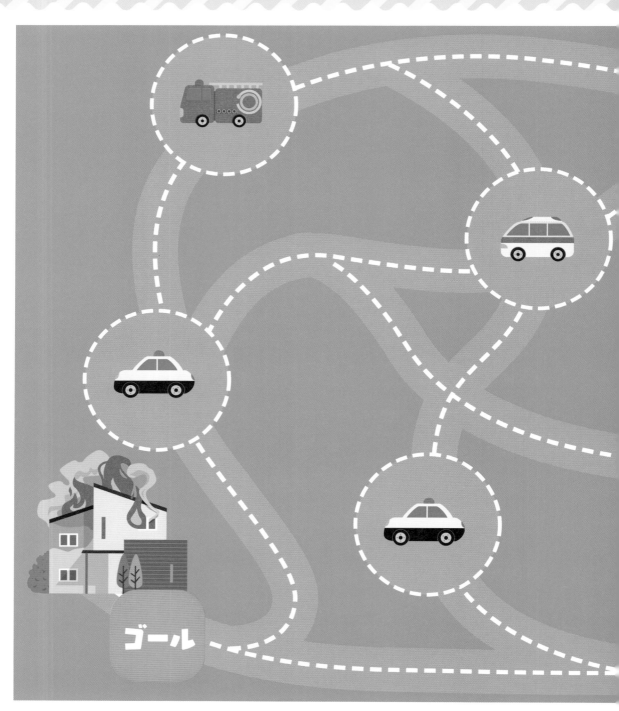

ゴール

👁 スタートからゴールまで片方の目でたどり着こう。

☆ できたら、もう片方の目でも挑戦しよう。

🔍 消防車、救急車、パトカーの順に通っていこう。

☆ 1回通った道は2回は通れないよ。

🔍 すべての自動車を1回ずつ通るように進もう。

ポイント！
片目ずつ
目を上下左右に
動かして進もう

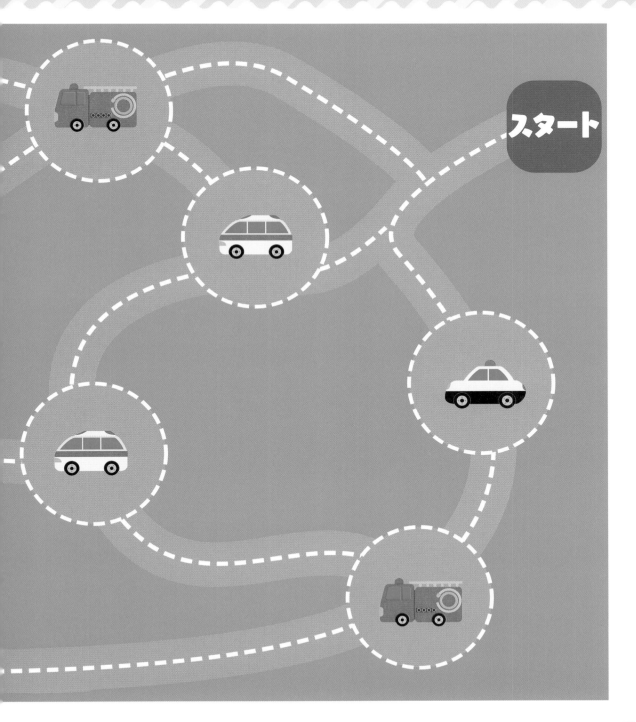

めいろ ❷
ピラミッドの秘密

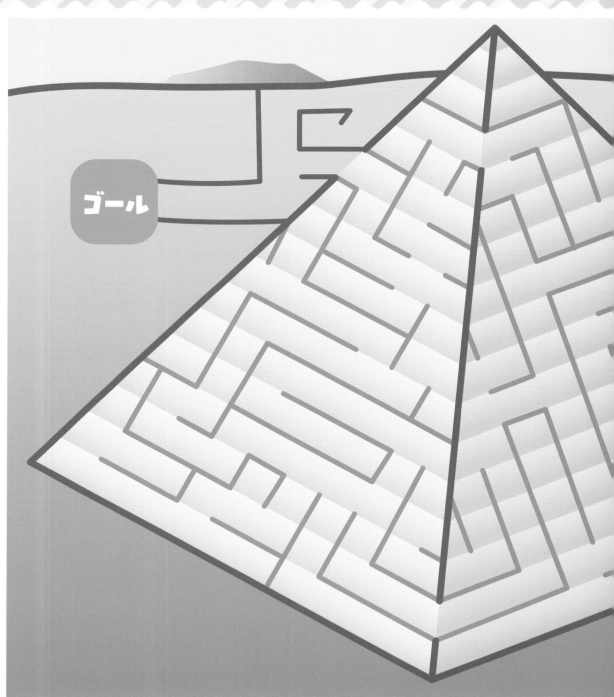

👁 スタートからゴールまで片方の目で、できるだけ早くたどり着こう。

☆ できたら、もう片方の目でも挑戦しよう。

ポイント！
片目ずつ
目を上下左右に
動かして進もう

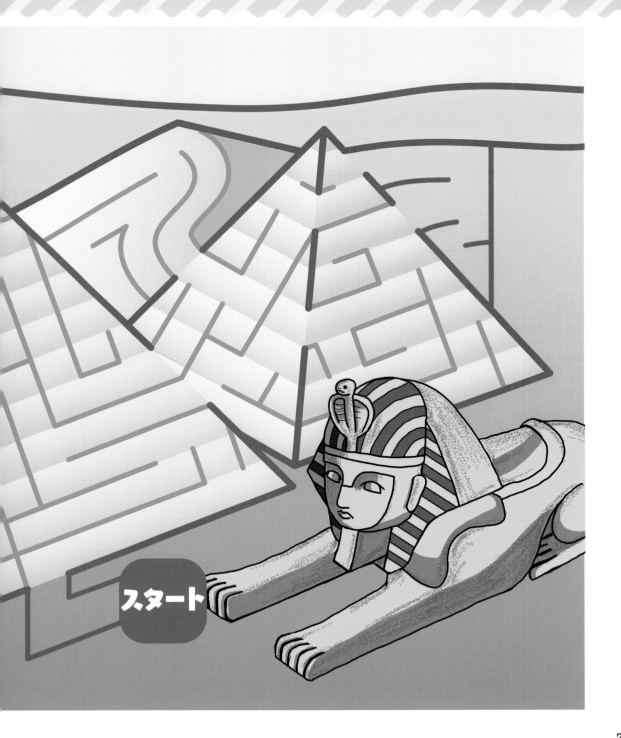

スタート

めいろ ❸
花たばをつくろう！

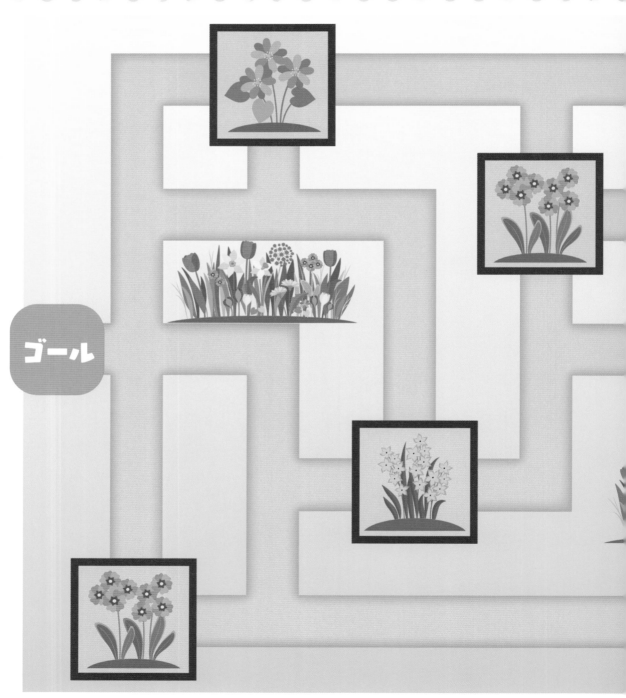

ゴール

👁 スタートからゴールまで片方の目で、できるだけ早くたどり着こう。

☆ できたら、もう片方の目でも挑戦しよう。

🔍 青色、黄色、ピンク色の順に花をつんで進もう。

ポイント！
片目ずつ
目を上下左右に
動かして進もう

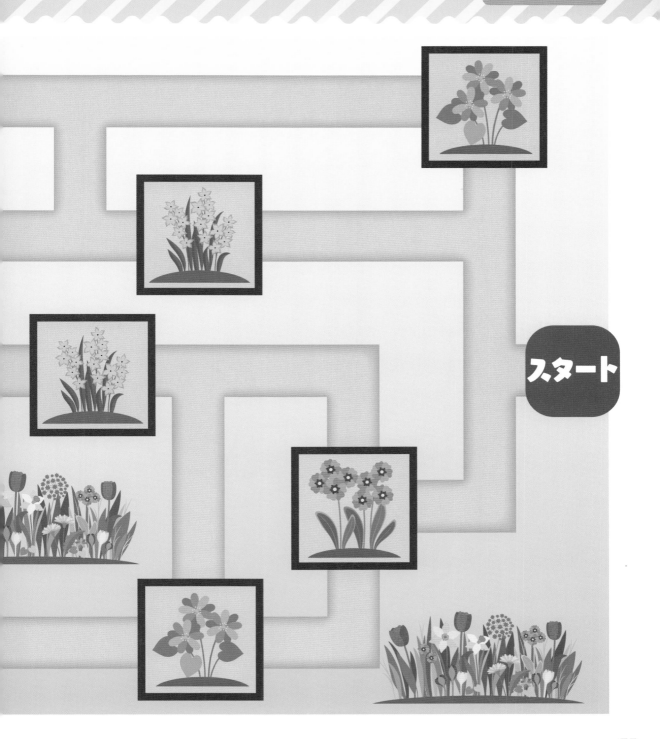

めいろ ④
バースデーケーキ

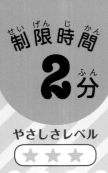
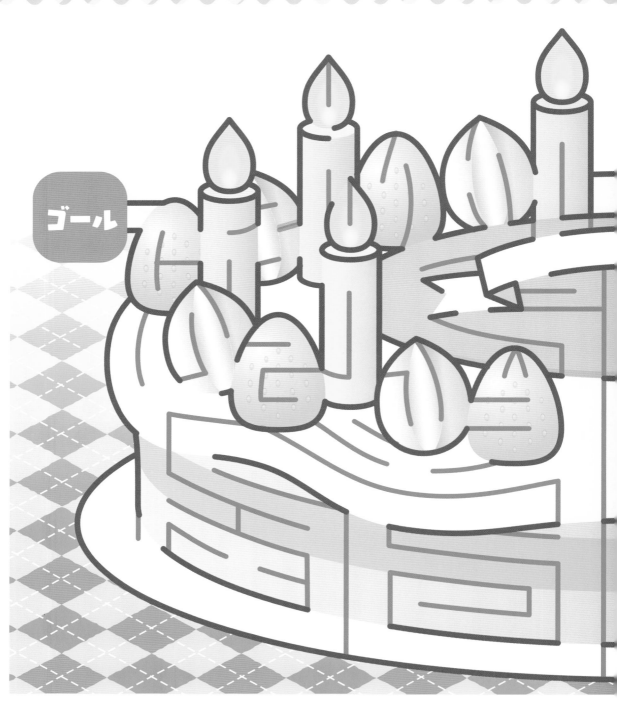

👁 スタートからゴールまで片方の目で、できるだけ早くたどり着こう。

☆ できたら、もう片方の目でも挑戦してね。

ポイント！
進む道を
意識しながら
目を動かそう

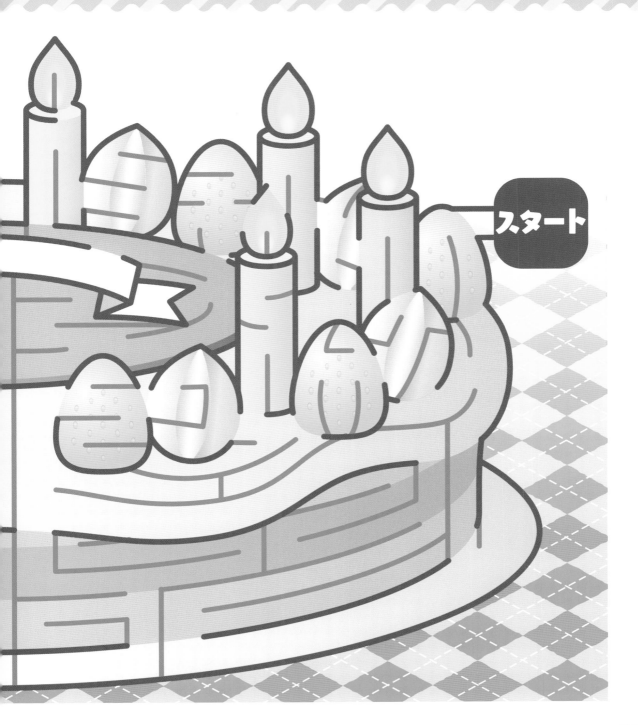

スタート

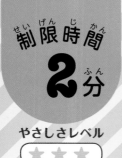

めいろ ⑤
お城からぬけ出せ！

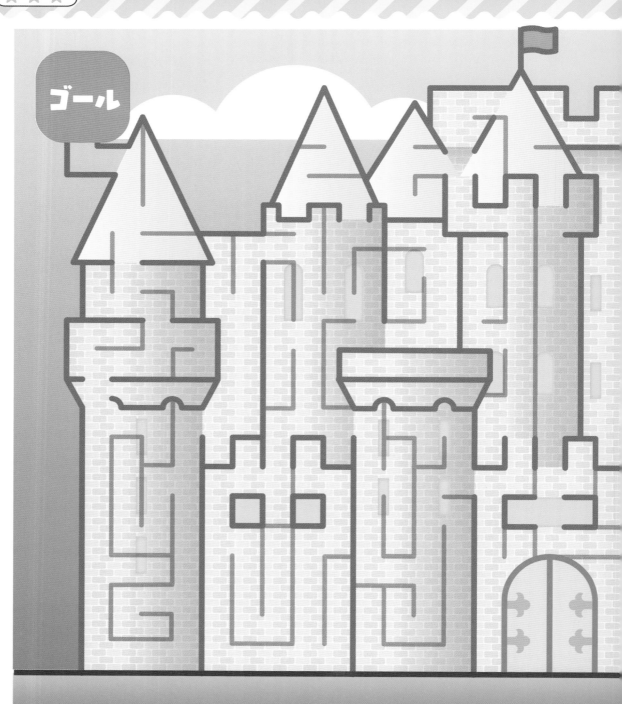

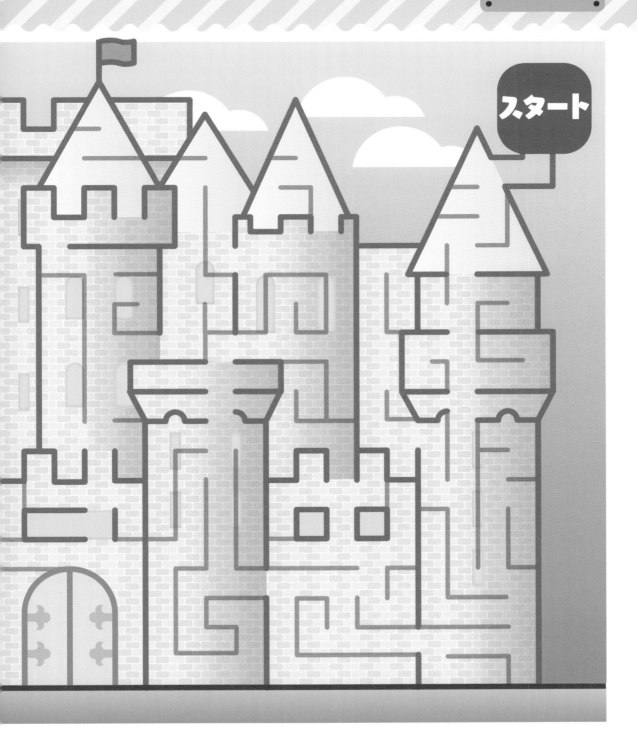

スタートからゴールまで片方の目で、できるだけ早くたどり着こう。

☆ できたら、もう片方の目でも挑戦してね。

ポイント！
進む道を
意識しながら
目を動かそう

スタート

めいろ ❻
雲をぬけて行こう！
く も　　　　　　　い

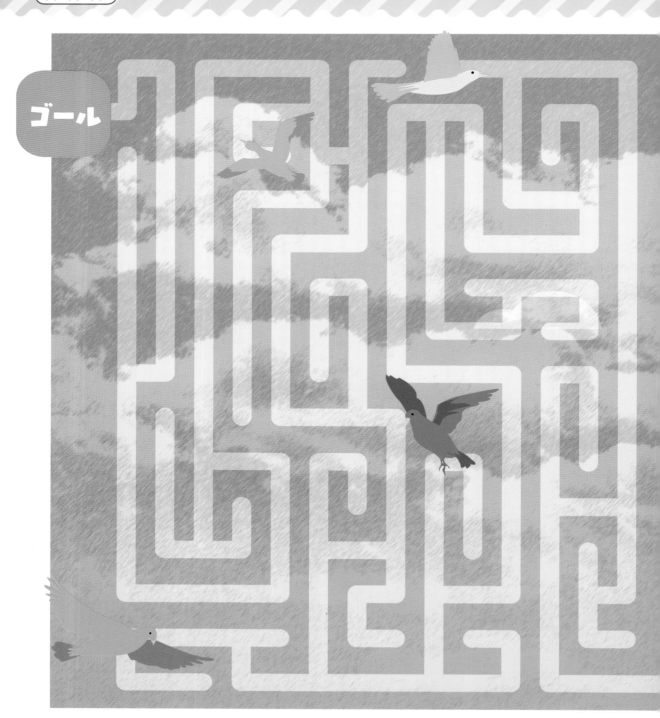

ゴール

👁スタートからゴールまで片方の目で、できるだけ早くたどり着こう。

☆できたら、もう片方の目でも挑戦してね。

ポイント！
進む道を
意識しながら
目を動かそう

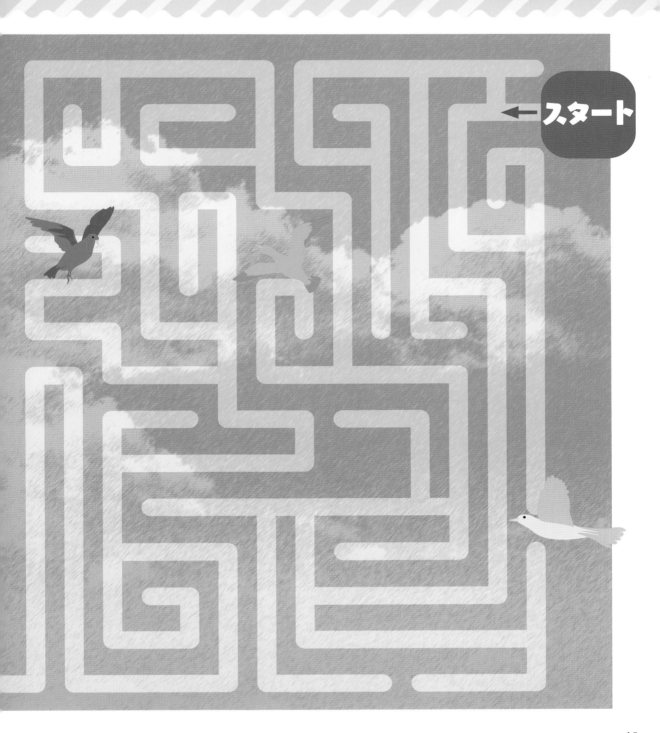

スタート

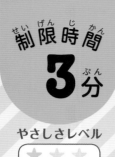

宇宙で みつけた！

制限時間
3分

やさしさレベル
★ ★ ☆

ポイント！
指を使わずに
視線だけで
探そう

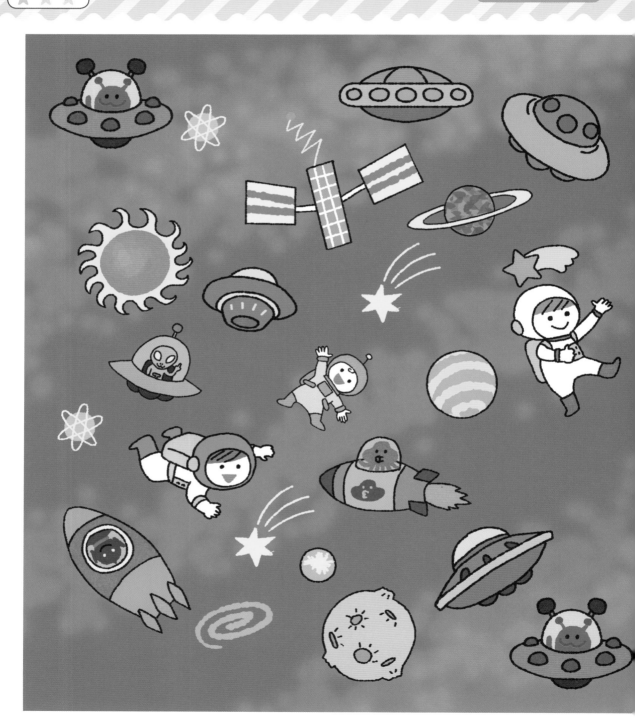

Q 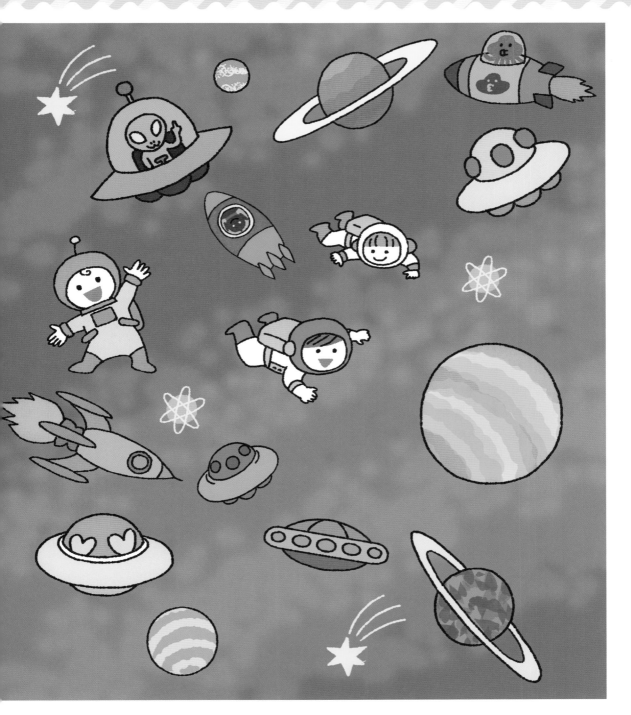 を全部見つけてね。

Q を全部見つけてね。

Q 42 ページで惑星を 1 つ、次に 43 ページで惑星を 1 つというように
交互に見て惑星を全部見つけてね（ も惑星に含みます）。

Q 宇宙人が乗っている飛行物体は全部でいくつかな。

深海で みつけた！

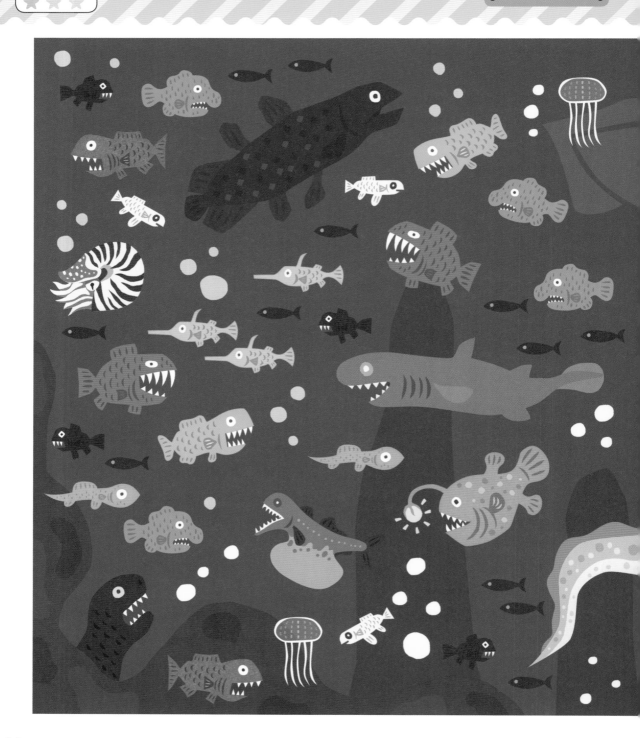

🔍 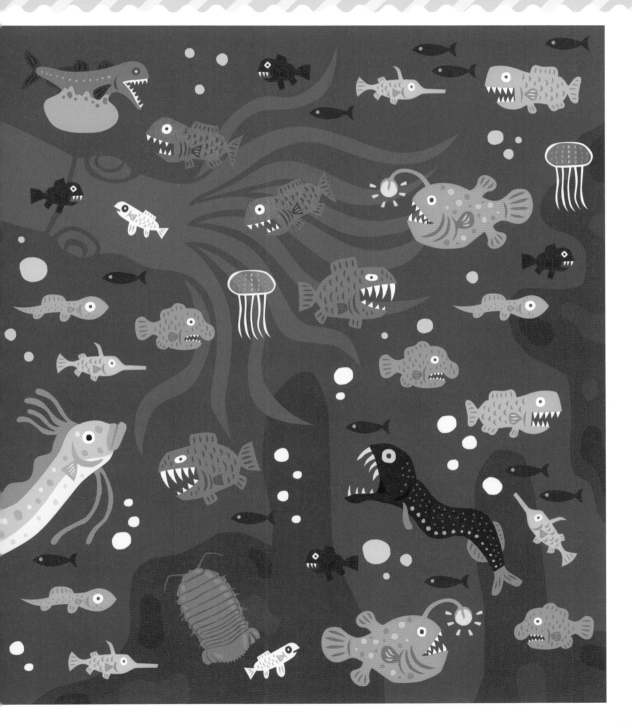と　の深海魚を全部見つけてね。

🔍 ▶　▶　の順に、深海魚を見つけてね。

🔍 　の深海魚は全部で何匹いるかな。

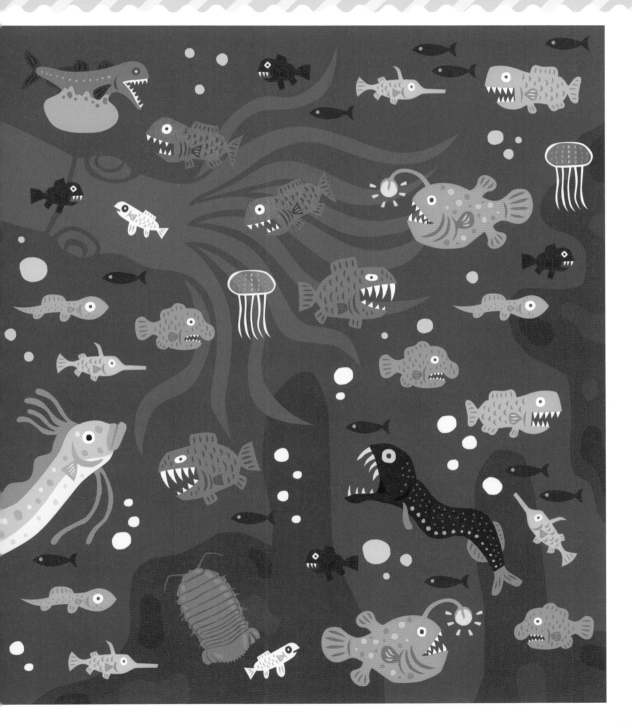

おまつりで みつけた！

ポイント！
指を使わずに
視線だけで
探そう
ゆび つか
し せん
さが

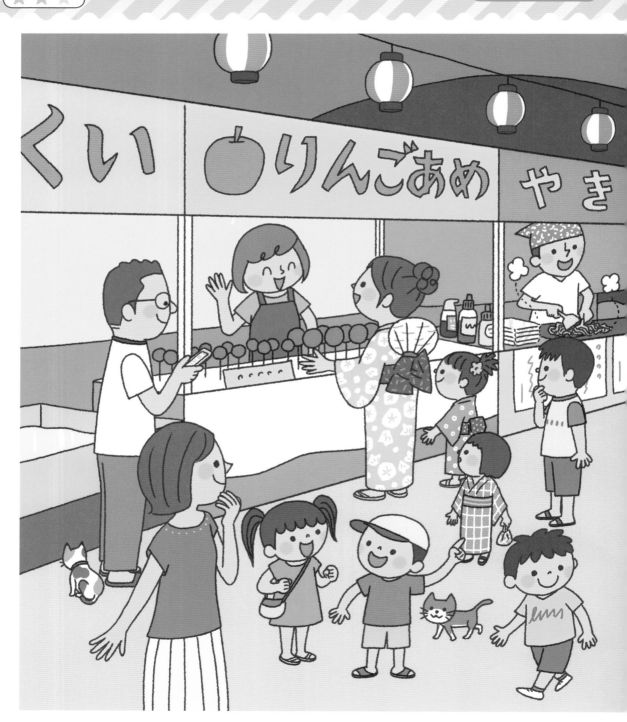

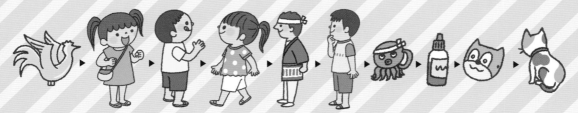

上の絵を左から順に見つけてね。できたら、逆の順でもやってみよう。

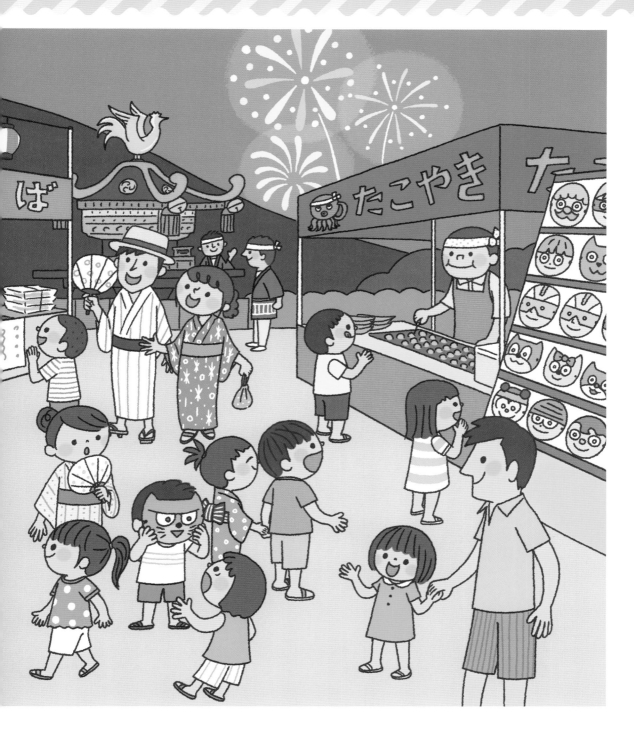

動物園で みつけた！

ポイント！
2回目からは
制限時間を
短くしよう

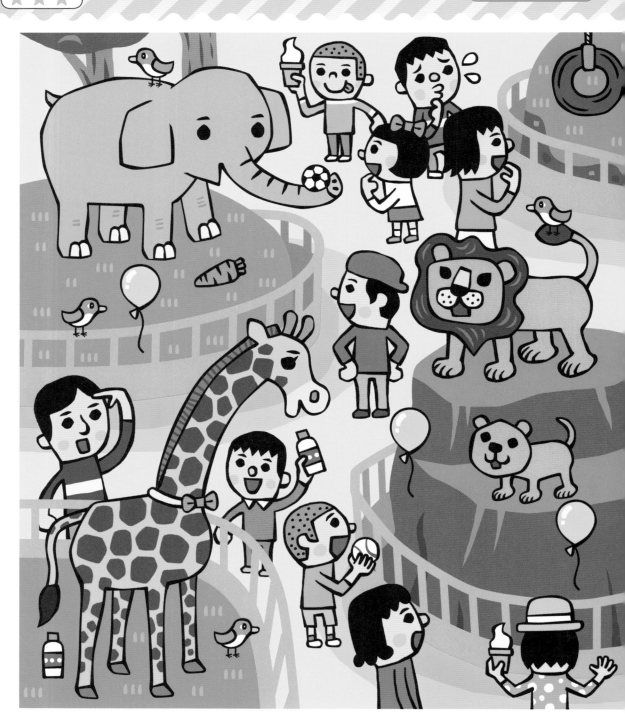

Q 🎀 ▸ 🍦 ▸ 🎩 ▸ 💩 の順に全部見つけてね。

Q 🎈 ▸ 🧴 の順に全部見つけてね。

Q 🐦 は全部で何羽いるかな。

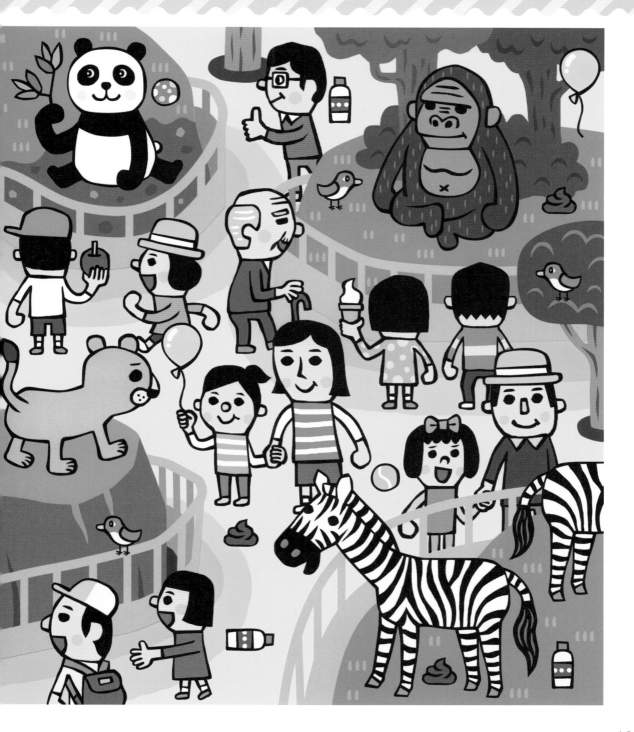

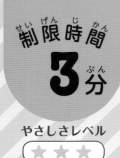
海でみつけた！

ポイント！
2回目からは制限時間を短くしよう

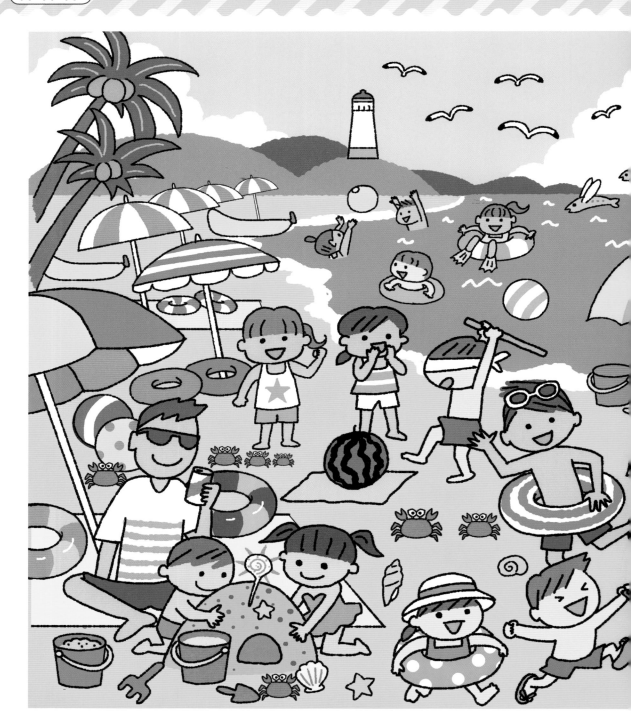

Q カニが左右のページにいます。50ページで1匹、51ページで1匹の順に全部見つけてね。できたら、うきわも同じように見つけてね。
Q 男の子が10人、女の子が12人います。男の子を全部見つけてから女の子を全部見つけてね。

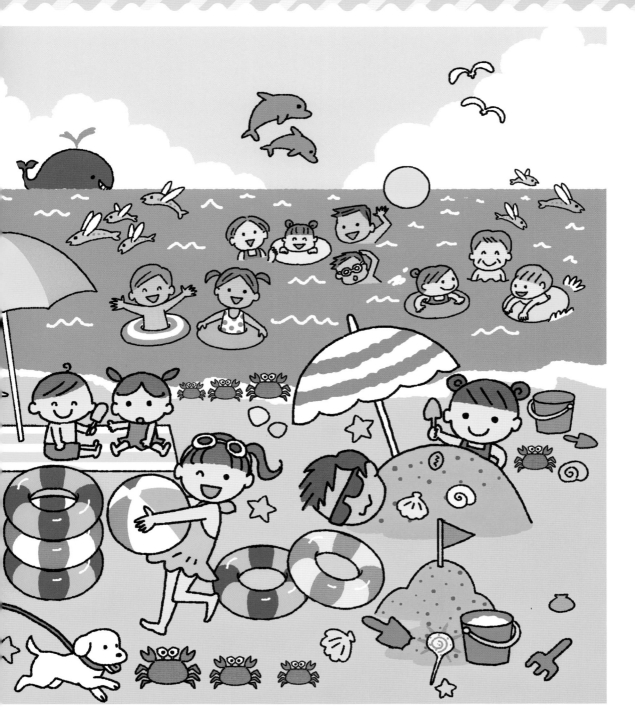

りんかくなぞり①

チベットホイール

👁️**片方の目で絵のりんかくをなぞってね。**
👁️**もう片方の目でもやってみよう。**

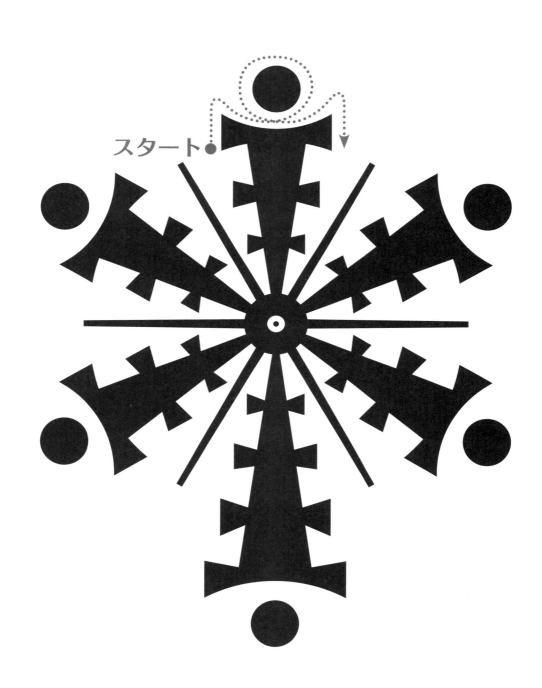

スタート

りんかくなぞり ②

雪の結晶
ゆき けっしょう

👁 片方の目で絵のりんかくをなぞってね。
かたほう め え

👁 もう片方の目でもやってみよう。
かたほう め

スタート●

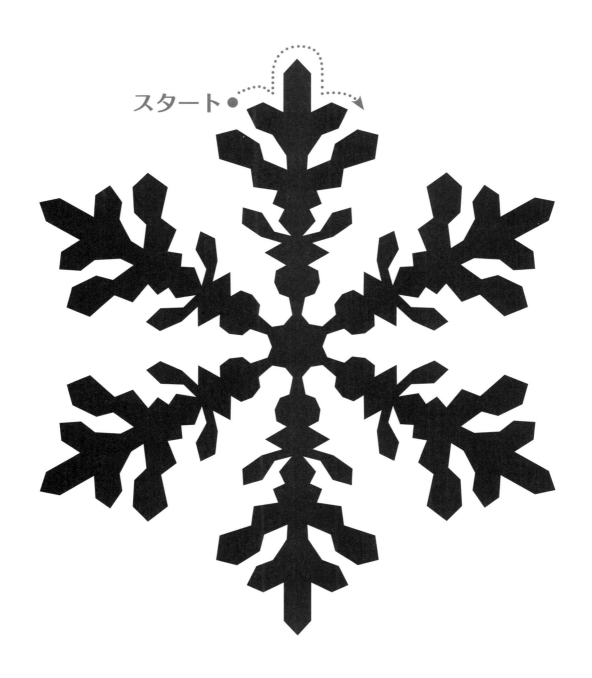

りんかくなぞり ③

ユニコーン

👁 片方の目で絵のりんかくをなぞってね。
かたほう め え

👁 もう片方の目でもやってみよう。
かたほう め

ポイント！
りんかく通りに
とお
目を細かく動かそう
め こま うご

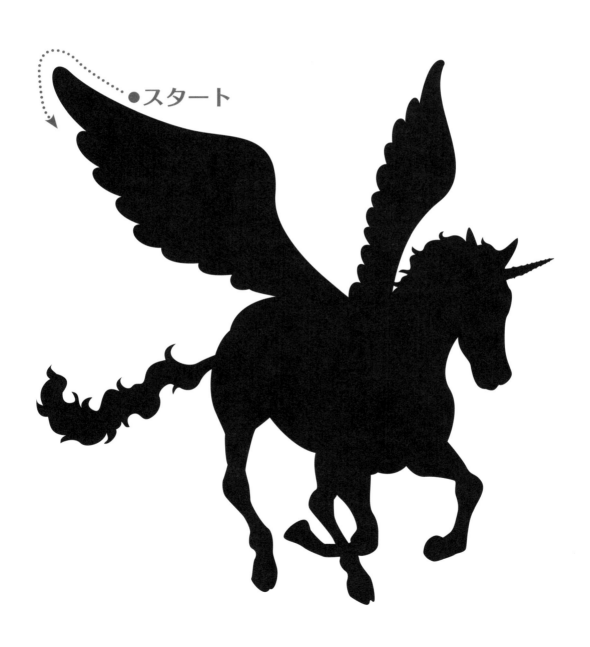

●スタート

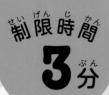

りんかくなぞり ④

ちょうちょ

やさしさレベル
★ ★ ★

👁️ 片方の目で絵のりんかくをなぞってね。

👁️ もう片方の目でもやってみよう。

ポイント！
りんかく通りに
目を細かく動かそう

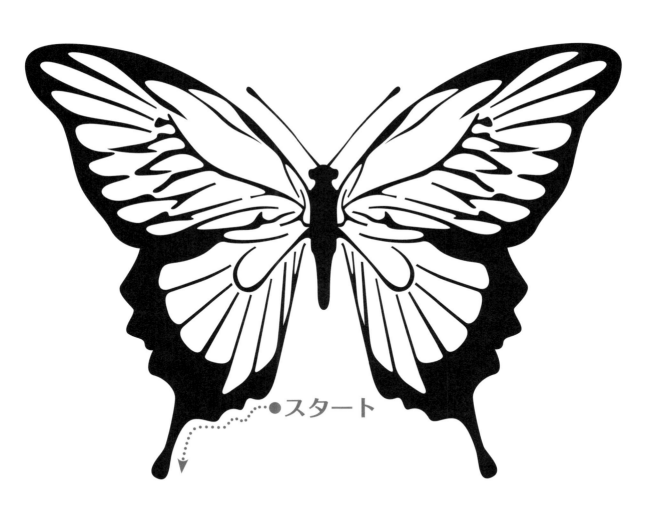

●スタート

文字追いかけ ①
も じ お

ひらがな編
へん

👁 「あ」から「ん」までの46文字を
も じ
50音順に片目で追ってね。
おんじゅん かため お

あ　み
え　す
ぬ　た　ら　ふ
あ　さ　は　と　よ
さ　な　む　れ　く　を　そ
せ　ま　て　き　け　か　わ　こ
う　へ　り　の　にゃ　ひ
も　し　め　る　い　ろ
お　ね　ん
っ　ほ　ゆ　ち

文字追いかけ ②
アルファベット編

👁 「A」から「Z」までの26文字を
アルファベット順に片目で追ってね。

A D M X F
J H
K S J O H L
G C
P Q T
U V N
R
W Z I B
Y E

かたち追いかけ ③
多角形編

制限時間 **3**分

やさしさレベル ★★★

👁 三角形から十二角形（星型）を頂点の
少ないほうから順に片目で追ってね。

ポイント！
もう片方の目でも
やってみよう

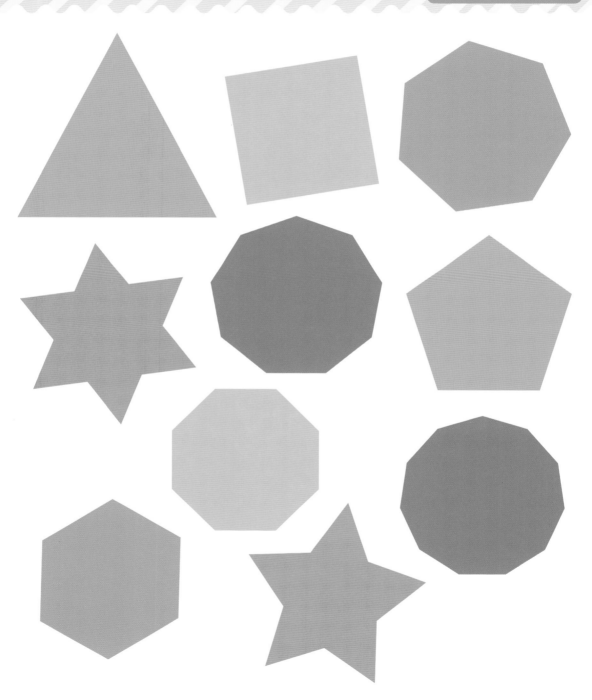

かたち追いかけ ④
お
花びら編
はな   へん

やさしさレベル
★★★

👁 花びらの少ないほうから順に
はな   すく   じゅん
片目で追ってね。
かため   お

あみだくじ ①

サメを釣ったのだ～れ？

Q サメ（シュモクザメ）を釣ったのはだれかな。

Q ゾウは何を釣ったのかな？

ポイント！
片目ずつ
やってみよう

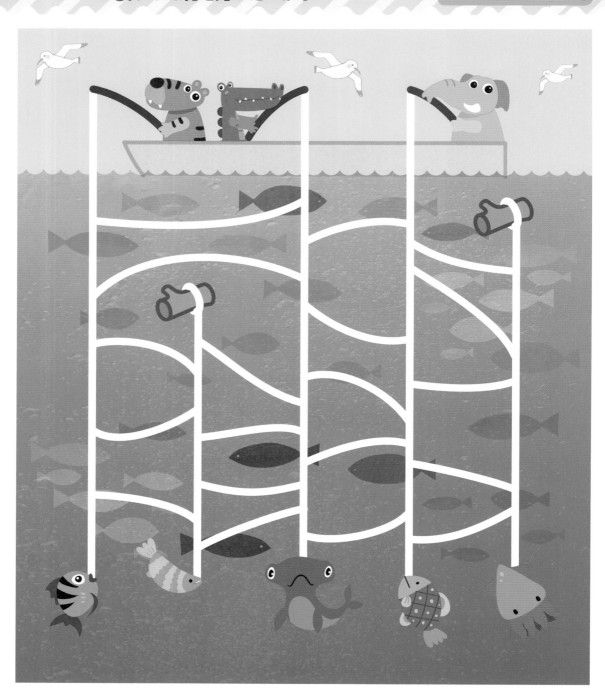

あみだくじ ②

どの部屋の入口？

やさしさレベル ★★★

🔍 1番から5番の入口はだれのお部屋の入口かな？

ポイント！
片目ずつ
やってみよう

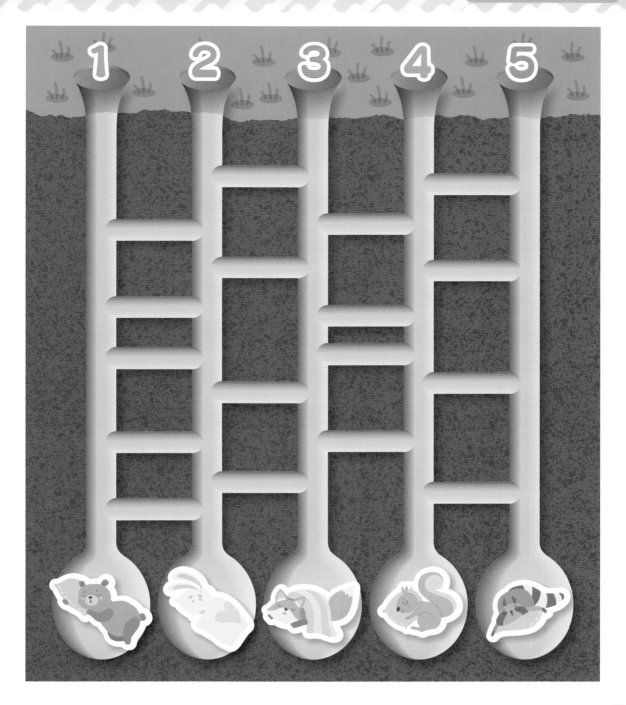

あみだくじ ③
だれの風船かな？

Q ハートの風船はだれのかな。
Q ウサギの風船は何色かな？

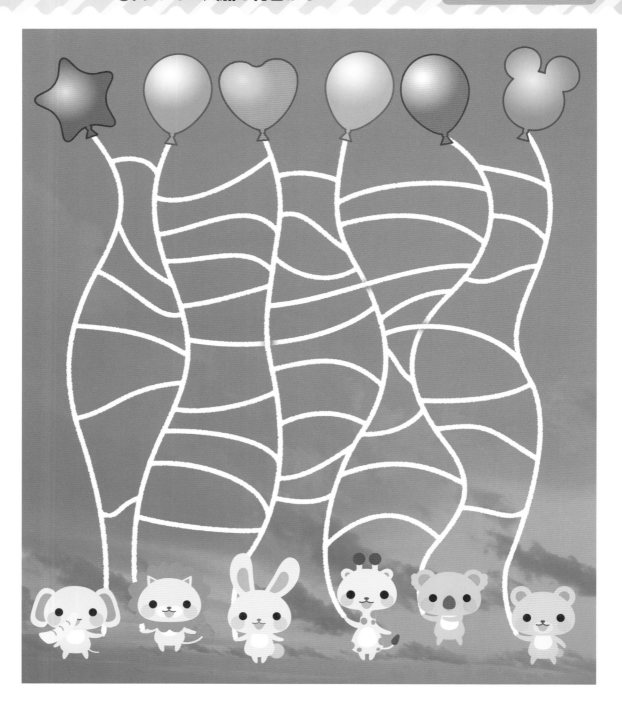

あみだくじ ❹
あかりがつくかな？

Q あかりがつくのは何番の電球かな。
なんばん　でんきゅう

Q あかりがつかないのは何番の電球かな。
なんばん　でんきゅう

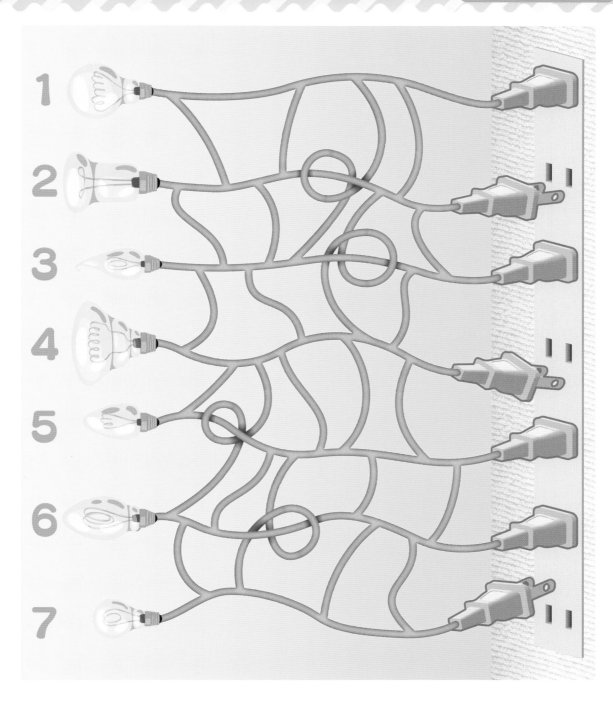

紙コップけん玉で視力回復！

紙コップけん玉をつくろう！

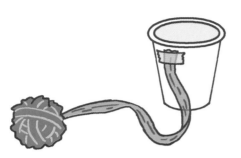

材料

紙コップ‥‥‥‥‥‥‥‥‥ 1個
紙（A4 サイズ程度）‥‥‥ 1枚
ビニールのひも
セロハンテープ

玉は色紙などを使っても OK。
赤や青などの原色を使用すると、視線を集中させやすくなる。千代紙など模様入りのものもオススメ。

つくり方

❶ビニールひもは 30㎝程度の長さに切る。
❷紙を紙コップに入る大きさに丸め、セロハンテープを巻きつけて玉にする。
❸紙コップの側面にビニールひもの片端をセロハンテープでとめ、ひもの反対側の端は玉にとめる。

紙コップけん玉に挑戦！

やり方

・玉を振ってカップの中に入れる。その際、球の軌道を目で追う。
・ステップ 1、ステップ 2 の両方の方法で行なう。合わせて 1 日 10 分程度を目安に行なう。

ステップ 1
玉を真上に上げて入れる

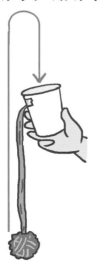

垂直方向に引き上げるようにして玉を紙コップに入れ、上下に動く玉の軌道を目で追う。

ステップ 2
玉を振り子のように振って入れる

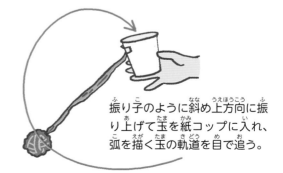

振り子のように斜め上方向に振り上げて玉を紙コップに入れ、弧を描く玉の軌道を目で追う。

目の体操

この体操は目を閉じて
行なってください。

1 軽く目を閉じて、
正面を向く。

  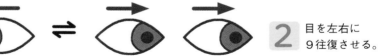

2 目を左右に
9往復させる。

 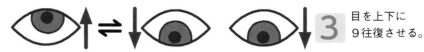

3 目を上下に
9往復させる。

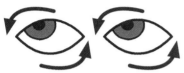 

4 目を左回りに9回、
右回りに9回動かす。

  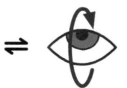

5 目を縦に回転させる
イメージで、上奥から
下奥へ、下奥から
上奥へそれぞれ9回
ずつ動かす。

目をいろいろな方向に動かすと血流がアップ！

・・・・・・・・・・・・・・・・・・・・・・・

　目の体操で、使いすぎや緊張で凝り固まった目の筋肉をほぐし、目のまわりの血流をアップさせます。

　目のまわりの血流がアップすると、筋肉や眼球に酸素や栄養分が充分に行き渡るため、目の機能が高まります。

　さらに、網膜から脳へ続く神経（視神系）の血流もよくなるので、脳の血流もアップし、脳が活性化されます。

　目の体操は、軽く疲れるくらいしっかり動かすのがコツ（ただし、痛みや不調を感じたらすぐに中止してください）。

　目のまわりの筋肉が鍛えられ、柔軟性が高まります。

目の体操のポイント

☑ 1日に1回以上行ないましょう。
☑ 目を閉じて、リラックスした状態で取り組みましょう。
☑ 1つひとつの動きは、ゆっくり、動き方を意識して行ないましょう。

パーミングしよう

1 両手のひらを20回ほど、こすり合わせる。

2 こすり合わせて温まった手のひらで、20秒ほど目を覆う。

目は閉じる。
目が手のひらの中央に来るように覆う。

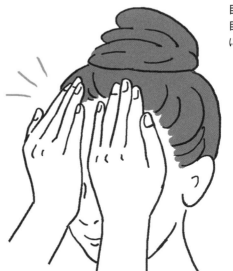

手のひらの代わりに、温かいタオルなどをのせても、よい効果が得られます。

簡単！手のひらで目を温めよう

目を温めることで血流をアップさせ、目の機能を高める方法もあります。

ここで紹介している「パーミング」は、両手のひらをこすり合わせて、目に軽く当てるだけ。手のひらの温かさと、目を覆い視界を暗くすることによって目のまわりの筋肉の緊張が緩み、血流が改善され、目の症状やトラブルを緩和する効果があると考えられています。

目が疲れているとき、冷たいタオルなどを当てて冷やすことも多いと思いますが、冷やすとそのときは気持ちが良くても、血流が悪くなり、機能はむしろ低下してしまうこともあるので、注意が必要です。

パーミングのポイント

☑ 1日に1回以上、行ないましょう。

☑ 目は手のひらで、やさしく覆いましょう。

☑ 目を圧迫しないように気をつけましょう。

66

ツボをマッサージしよう

丹田マッサージ

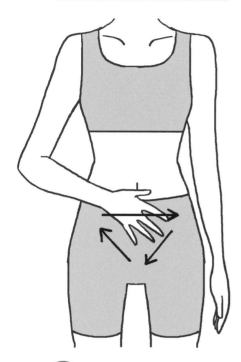

1～2分ほど続けます。カイロで温めるときは、低温やけどを起こす可能性があるので、肌に直接当てないように注意しましょう。

❶ 丹田の上に手を当てて温める。

❷ 丹田のあたりを矢印の方向に、手のひらでゆっくりとなでる。

少し痛みを感じるくらいの強さで、それぞれの指を10秒ずつ揉む。

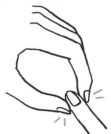

つめツボ押し

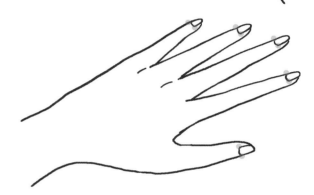

反対の手の親指と人差し指でつめの生えぎわをはさみ、つまむように揉む。1日に2～3回は行ないましょう。

全身の血流がアップすると目も健康になる

東洋医学では、ツボ（経穴）は全身にあり、灸や鍼、マッサージなどで刺激を加えると、体調を整えることができると考えられています。

「丹田」は、へそより指4本分下にあるツボで、太い血管（動脈と静脈）が通っているところ。この丹田を上のイラストのように、手のひらでゆっくりとなでて温めることで、全身の血流がアップします。寒い時季には、電子レンジで温めたタオルやカイロを当てるとよいでしょう（やけどに注意してください）。

もうひとつのオススメが「つめツボ押し」。つめの生えぎわには神経が集まっているので、刺激すると自律神経（内臓や血管などの機能を自動的に調節する神経）のバランスが整い、目の筋肉もよく動くようになって、ドライアイなどの予防につながります。特に小指は心臓や腎臓などの循環器のはたらきを調整する神経が集まっているので、長めに揉むとよいでしょう。

目によい勉強のしかた

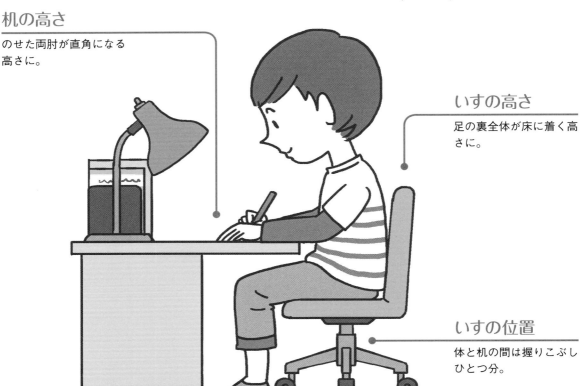

部屋の照明
明るく、部屋全体を照らす。

机の高さ
のせた両肘が直角になる
高さに。

いすの高さ
足の裏全体が床に着く高
さに。

いすの位置
体と机の間は握りこぶし
ひとつ分。

目に負担をかけず
成績アップ！

・・・・・・・・・・・・・・・・・・・・・

視力低下の防止や改善のために、いちばん大事なのは、普段の生活です。目を悪くする生活習慣を続けていれば、トレーニングの効果が出ないばかりか、さらに悪化して学業にも影響を及ぼしかねません。

目を悪くする生活習慣として、最初に挙げられるのは、「姿勢」の悪さです。机に向かうときは、次の点に注意しましょう。

机といすの高さ

机の高さは、両腕を机に置いたときに、肘を曲げた角度が直角になるように合わせます。そうすると、手首や肘、肩などに負担がかかりません。

いすは、深く腰かけたときに足の裏全部がぴったりと床に着くように、高さを調節します。また、体と机の間に握りこぶしひとつ分の隙間を空けて座ります。

こんなことにも注意しよう！

鉛筆を正しく持とう

指の位置

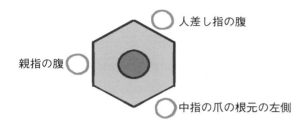

- 人差し指の腹
- 親指の腹
- 中指の爪の根元の左側

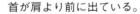

60°

親指・人差し指・中指の
3本で軽く持ち、少し傾
けて書く。

机にパソコンを置く場合

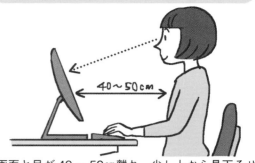

40〜50cm

画面と目が40〜50cm離れ、少し上から見下ろせ
るように、椅子の高さと位置を調整する。

普段から姿勢をチェック

猫背

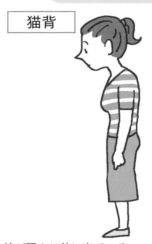

首が肩より前に出ている。

片足重心

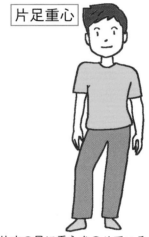

片方の足に重心をのせている。

本と目の距離

パソコン・タブレットの画面や教科書、書籍など、見るものと目の距離は40〜50cm程度離しましょう。

パソコンは、モニターを少し見下ろすような高さに設定できるとよいでしょう。モニターを見上げる姿勢だと、目を大きく開かなければならず、眼球が乾いてドライアイになる可能性が高まります。

部屋の明るさ

照明をつけ、部屋全体を明るくすることが基本。机にスタンドライトを置く場合は、筆記用具を使う手の反対側に置き、照明の光が直接目に入らないようにします。

休憩をとる

正しい姿勢を長い時間維持するのは難しいこと。姿勢が崩れてきたら無理をせず、休憩をとってリフレッシュしましょう。

目によいスポーツ＆あそび

あそびでは

印を付けた一点を見続けながら飛ぶトランポリンやなわとびがオススメ。
大人と一緒にゲームセンターに行く機会があれば、「もぐらたたき」や「エアホッケー」に挑戦してみるといいでしょう。

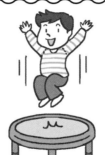

自分でプレーするなら

卓球やテニスでは、速いスピードで動く小さな球を目で追いかけるので、目が鍛えられます。

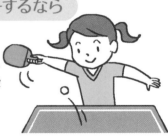

どこでもできる「目に良い」あそび

走っている自動車のナンバープレートから「〇〇〇〇番を探そう」とか、走っている電車の窓から「〇色の看板を見つけよう」など、動くものを利用すると、目を動かすいろいろなあそびができます。

遠くの山と、足元にある花を交互に見るなど、普段から、遠くと近くを意識して見るように心がけましょう。

観戦するなら

サッカーやテニス、バスケットボールなどを広い試合会場で観ると、目を大きく動かすことにつながります。

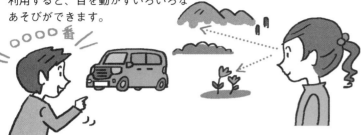

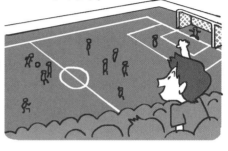

スポーツやあそびで目の筋肉を鍛えよう

　目によいのは、無意識に目を大きく動かすことができるスポーツやあそびです。

　スポーツなら、ボールが速いスピードで行き来する卓球やテニスが、目にとって特によいトレーニングになります。観戦するなら、やはり広い範囲で目を動かすサッカーやテニス、バスケットボールなどがオススメ。テレビなどより競技場で観戦するほうが、視野が格段に広がるので効果的。

　身近なあそびでは、なわとびが適しています。近くの壁に印をひとつ付けて、体が上下しても常にその印を見続けるようにして飛びます。トランポリンも同様です。

　特別なあそびでなくても、道路を走っている自動車から、「12-34」などあらかじめ決めたナンバーの車を見つけるといったあそびも、目の訓練には効果的。楽しく工夫してみるとよいでしょう。

　多くのお子さんが好きなテレビゲーム・ポータブルゲームは、目にはあまりよくありません。特に画面の小さな機器でのプレーは、極端に視野が狭くなってしまいます。どうしてもテレビゲームをしたいときは、大型モニターにつないで行なうほうが、まだよいと思います。

スマホやゲームと上手につき合おう

画面を長時間見続けない

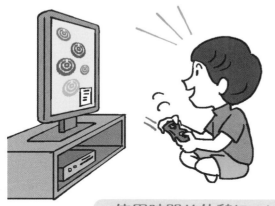

必ず休憩をとる

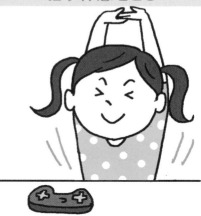

使用時間や休憩についてルールを決めて守る

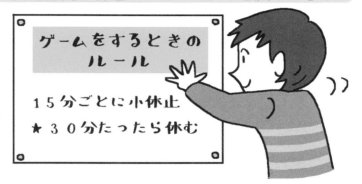

ゲームをするときの
ルール

15分ごとに小休止
★30分たったら休む

ルールを決めて楽しもう！

パソコンやタブレット、スマホでゲームや SNS、インターネットなどを楽しんでいると、大人でも時間を忘れて、夢中になってしまいがちです。

ところが、パソコンやタブレット、スマホのようにディスプレーを使って行なう作業を長時間続けると、視力低下やドライアイなど、目に対する悪影響だけでなく、全身と心にも悪い影響が出ることが知られています。

厚生労働省では、仕事でディスプレーを使って作業する人のために、「連続して1時間を超えないようにすること」「作業間に10～15分の休憩を設けること」「連続した作業の中にも1～2回の小休止を設けること」などのガイドラインを定めています。

成長途中の子どもたちが使うのであれば、さらに注意が必要と言えるでしょう。

「連続して使うのは〇分まで」「〇分やったら必ず休憩」など、使用時間や休憩のタイミングなどについて家族で話し合ってルールをつくると、スマホやゲームとうまくつき合うことができると思います。

目によい食事をしよう！

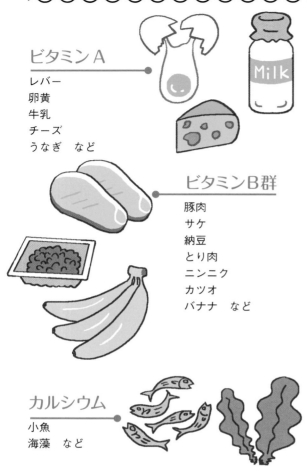

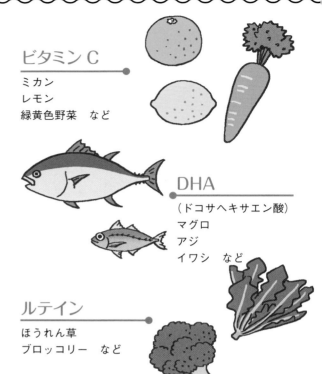

ビタミン A
レバー
卵黄
牛乳
チーズ
うなぎ　など

ビタミン B 群
豚肉
サケ
納豆
とり肉
ニンニク
カツオ
バナナ　など

カルシウム
小魚
海藻　など

ビタミン C
ミカン
レモン
緑黄色野菜　など

DHA
（ドコサヘキサエン酸）
マグロ
アジ
イワシ　など

ルテイン
ほうれん草
ブロッコリー　など

食べ過ぎに注意！
脂質（油を多く使った食べ物）
糖分（甘いジュースなど）
冷たいもの（アイスクリームなど）

目によい栄養素を摂取しよう

《ビタミン A》

「目のビタミン」と呼ばれるほど目にとって大切な栄養素。角膜や網膜、目の粘膜を保護し、正常に保つはたらきがあります。

《ビタミン B 群（B1、B2、B6）》

B1、B2、B6 は、互いに作用し合いながら目のはたらきを高めます。ただし、水に溶けやすく、水洗いや加熱で流れ出てしまうため、調理に工夫が必要です。

《ビタミン C》

水晶体の透明度を保ち、細菌の侵入から体を守ります。

《DHA（ドコサヘキサエン酸）》

網膜に含まれている栄養素で、目から脳への情報伝達をスムーズにします。

《ルテイン》

水晶体や網膜を紫外線から守り、視力の回復、眼病予防にも効果があります。

《カルシウム》

毛様体筋を伸縮させるはたらきに関わる栄養素で、不足すると毛様体筋の調節がスムーズに行なわれず、ピント調節の機能が弱まり、視力低下につながります。

目によい睡眠＆入浴

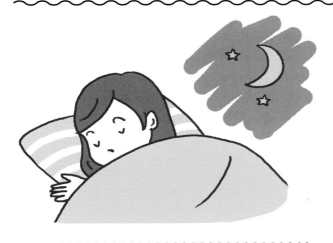

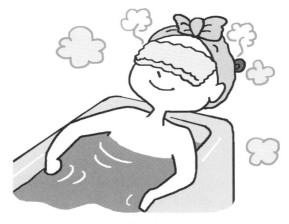

シャワーで済ませずお湯につかる

お湯の温度は 40 度くらいが最適。入浴時間は 20 分程度を目安にし、のぼせないように注意しましょう。

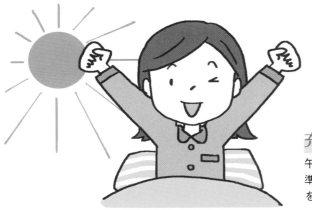

充分な睡眠をとる

午後 10 時には熟睡できているように、早めに寝る準備をします。充分な睡眠をとって、朝に太陽の光を浴びる、早寝早起きのリズムを身につけましょう。

夜更かしをせず
お風呂にゆっくりつかる

体全体の健康と同じように、目の健康のためにも、睡眠と入浴はとても大切です。

まずは充分な睡眠をとること、これがいちばんです。目を覚ましている間、目のピント合わせの役割を担っている毛様体筋は、伸び縮みをずっと続けているので、睡眠時にしっかりと休ませる必要があります。

就寝前にパソコンやスマホ、ポータブルゲーム機を扱うことは、できるだけ避けたいものです。画面から放射される「ブルー

ライト」には、眠気を抑えるはたらきがあると言われており、夜更かしから睡眠不足につながってしまいます。

眠る時間帯も大切です。目の健康を保つための「成長ホルモン」の分泌が活発になるのは、午後 10 時頃から午前 2 時頃の間。この時間帯に、しっかり熟睡していることが大切です。

入浴は、できればシャワーだけで済ませずに、ゆっくりとお湯につかってください。全身が温まって血流がよくなり、また、リラックス効果も高まることで、ぐっすり眠ることができるはずです。

答え

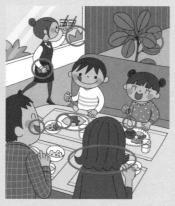

16ページ
レストランの
７つのまちがいを探そう

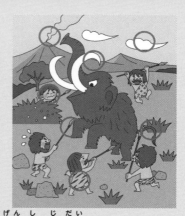

18ページ
原始時代の
７つのまちがいを探そう

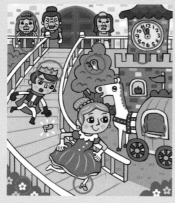

20ページ
シンデレラの
８つのまちがいを探そう

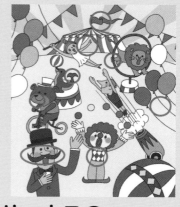

22ページ
サーカスの
８つのまちがいを探そう

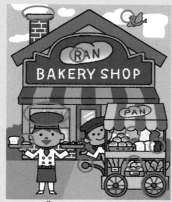

24ページ
パン屋さんの
10このまちがいを探そう

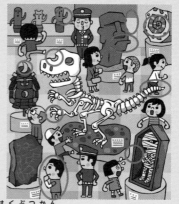

26ページ
博物館の
10このまちがいを探そう

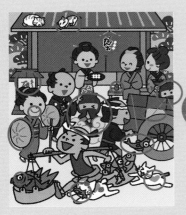

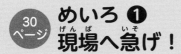

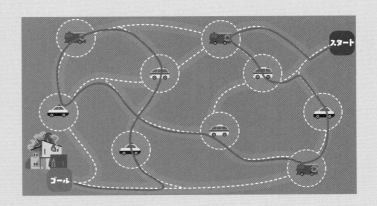

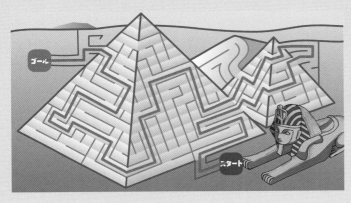

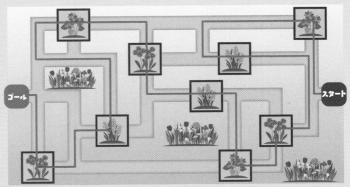

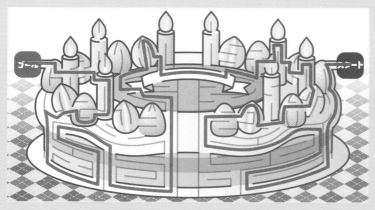

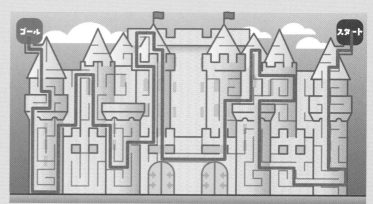

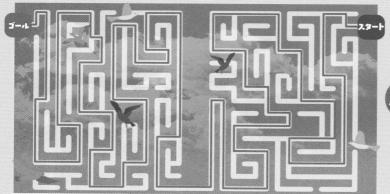

と の答えは ○
惑星は □ でかこんでいるよ。
△は宇宙人の乗っている飛行物体の答え
だよ。全部で8機あるよ。

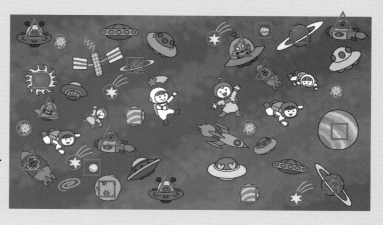

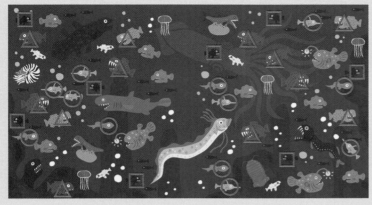
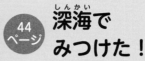

44ページ

深海で
みつけた！

○はピンク色と黄色の深海魚の答えだよ。

△は赤色、紫色、水色の深海魚の答えだよ。

□は茶色の深海魚の答えだよ。全部で8匹

いるよ。

46ページ

おまつりで
みつけた！

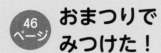
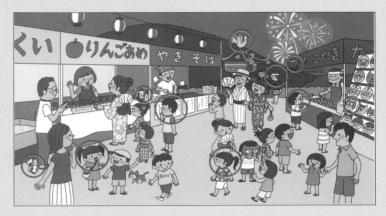

48ページ

動物園で
みつけた！

○はリボン、ソフトクリーム、帽子、うんち
の答えだよ。

△は風船とペットボトルの答えだよ。

□は青い小鳥の答えだよ。全部で7羽いるよ。

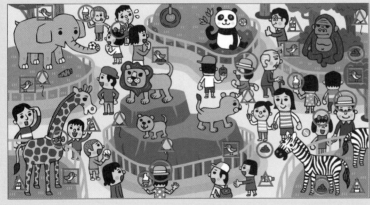

50ページ

海で
みつけた！

○はカニの答えだよ。

△はうきわの答えだよ。

□は男の子と女の子の答えだよ。

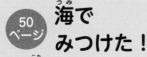
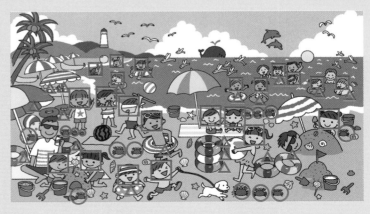

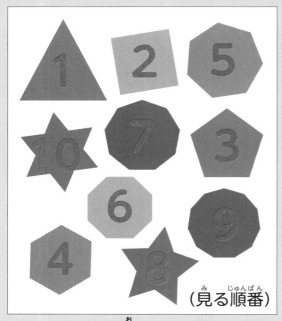

（見る順番）

58ページ かたち追いかけ ❸
多角形編

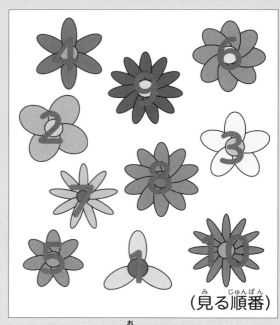

（見る順番）

59ページ かたち追いかけ ❹
花びら編

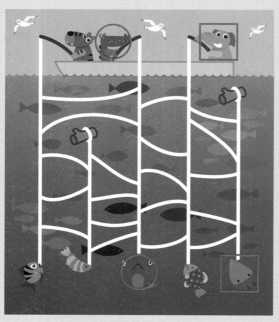

60ページ あみだくじ ❶
サメを釣ったのだ～れ？

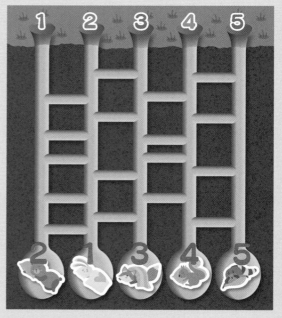

61ページ あみだくじ ❷
どの部屋の入口？

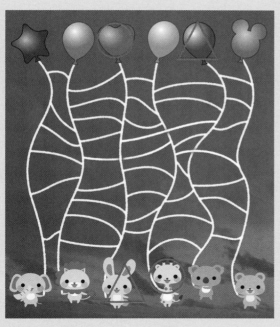

62
ページ **あみだくじ ❸**
だれの風船かな？

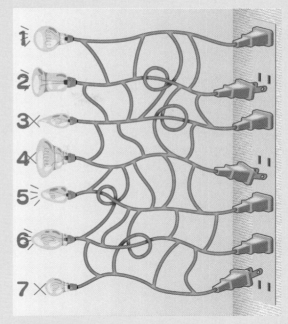

63
ページ **あみだくじ ❹**
あかりがつくかな？

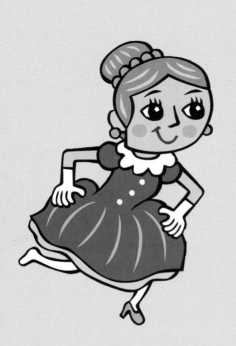

目の運動に
なったかしら？

監修者紹介

本部千博（ほんべ・かずひろ）

眼科医。ほんべクリニック院長。日本ホリスティック医学協会顧問。
1985 年、岐阜大学医学部卒業。内科医として勤務後、1989 年、岐阜大学医学部眼科学教室入局。2005 年、名古屋市に「ほんべ眼科」を開業（2019 年より眼科・統合医療ほんべクリニックに改称）。「近視は病気である」をモットーに、独自の視力回復法や生活指導によって近視予防や老眼の進行防止に力を入れている。
主な著書に『老眼は「脳のトレーニング」で回復する』、監修書に『1 日 3 分！視力回復日めくり』『寝る前に見るだけで近視・老眼がよくなる魔法の写真 31』（以上、ＰＨＰ研究所）などがある。

装幀●朝田春未
本文イラスト●浅羽ピピ　エダりつこ　なかさこかずひこ
制作協力● NikoWorks

眼科医が考案
1 日 3 分あそぶだけ！
子どもの目がぐんぐんよくなるトレーニングゲーム

2019 年 8 月19日　第 1 版第 1 刷発行
2023 年10月19日　第 1 版第14刷発行

監修者　本部千博
発行者　村上雅基
発行所　株式会社PHP研究所
　　　　京都本部 〒601-8411　京都市南区西九条北ノ内町 11
　　　　〔内容のお問い合わせは〕暮らしデザイン出版部 ☎ 075-681-8732
　　　　〔購入のお問い合わせは〕普 及 グ ル ー プ ☎ 075-681-8818
印刷所　図書印刷株式会社